AF589951

NOUVELLE CONTRIBUTION A L'ÉTUDE

DES

MYOMES DE LA PEAU

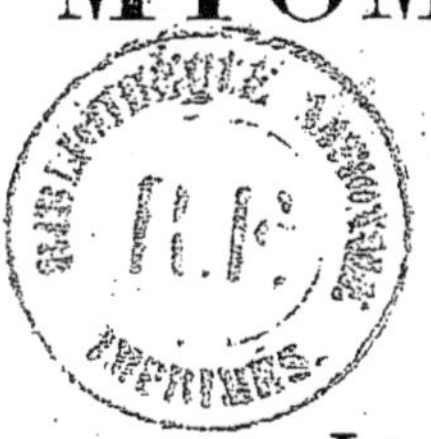

PAR

Le Dr Pierre CHEVALLIER

LYON

A. REY, IMPRIMEUR-ÉDITEUR DE L'UNIVERSITÉ

4, RUE GENTIL, 4

1900

NOUVELLE CONTRIBUTION A L'ÉTUDE

DES

MYOMES DE LA PEAU

NOUVELLE CONTRIBUTION A L'ÉTUDE

DES

MYOMES DE LA PEAU

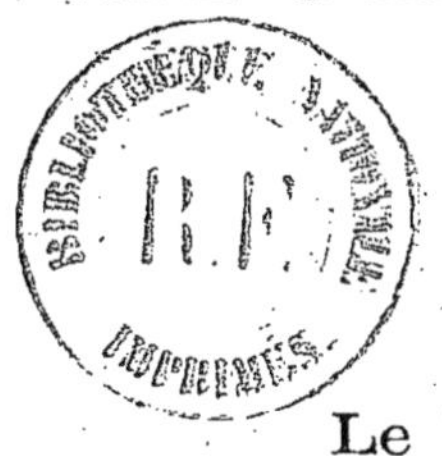

PAR

Le Dr Pierre CHEVALLIER

LYON

A. REY, IMPRIMEUR-ÉDITEUR DE L'UNIVERSITÉ

4, RUE GENTIL, 4

—

1900

INTRODUCTION

Le 15 mars 1900, entrait nans le service de M. le professeur Gailleton, une malade atteinte d'une lésion cutanée d'un diagnostic assez embarrassant.

Cette lésion présentait plutôt l'aspect d'une ulcération que d'une tumeur.

La malade fut opérée par M. le Dr Carle, chef de clinique, qui fit faire l'examen histologique et qui nous communiqua gracieusement son observation.

L'examen anatomo-pathologique pratiqué par M. le professeur agrégé Paviot, démontra que l'on avait affaire à une prolifération de tissu musculaire lisse.

L'idée de faire une étude sur les myomes de la peau, nous a été inspirée par M. le Dr Coignet.

Dans nos recherches nous avons trouvé un certain nombre de myomes à forme clinique connue et d'autres dont nous avons cru pouvoir faire une classe à part, forme ulcéreuse dont nous n'avons pas trouvé de description dans les auteurs. C'est dans cette troisième classe que nous rangeons les observations XV à XXIV, toutes inédites, sauf l'observation XX.

M. le Dr Paviot a eu l'obligeance de mettre à notre

disposition sa collection d'examens anatomo-pathologiques; nous avons pu trouver, par ce moyen, dans différents services de chirurgie de Lyon, des observations et des indications très intéressantes pour notre sujet.

Nous remercions MM. Albertin, Gangolphe, Jaboulay, Nové-Josserand, A. Pollosson, Vallas, Vincent, Tixier, chirurgiens des hôpitaux, MM. les Drs Carle et Loison, qui ont bien voulu nous communiquer les observations qu'ils possédaient et qui sont inédites.

Le Dr Henri Durand nous a prêté son concours, en nous traduisant des textes allemands. Nous le remercions bien sincèrement.

Nous nous rappellerons avec plaisir le temps passé dans le service de M. le professeur agrégé Siraud.

Nous profitons de l'occasion qui s'offre aujourd'hui pour remercier, une fois de plus, au nom de notre famille, M. le professeur agrégé Vallas du dévouement qu'il nous a témoigné dans des circonstances particulièrement douloureuses.

Nous n'oublierons ni M. le Dr Lyonnet, médecin des hôpitaux, qui nous avait donné notre premier sujet de thèse, ni M. Mérieux, qui nous reçut d'une façon si aimable dans son laboratoire de la rue Childebert. Nous espérons qu'avec le temps, et en des mains plus expérimentées que les nôtres, le travail commencé sera couronné d'un plein succès.

M. le professeur Gailleton voudra bien croire à notre reconnaissance pour l'honneur qu'il nous fait d'accepter la présidence de notre thèse.

NOUVELLE CONTRIBUTION A L'ÉTUDE

DES

MIOMES DE LA PEAU

CHAPITRE PREMIER

HISTORIQUE

Les léiomyomes constituent le groupe le plus important des myomes; le premier étant formé par des tumeurs à muscles striés appelées rhabdomyomes par Zenker, myomes strio-cellulaires par Virchow; ils sont assez rares. Le second groupe, celui qui nous intéresse, est constitué par des tumeurs musculaires à fibres lisses, et appelées, pour cette raison, léiomyomes ou liomyomes. Virchow préfère les appeler myomes lœvicellulaires. Ils siègent un peu partout dans le corps humain, dans le tube digestif où ils forment de nombreux polypes, dans le système génito-urinaire et particulièrement dans l'utérus, où ils constituent les fibromes ou fibromyomes. On les a décrits dans la *peau*, où ils sont souvent multiples, gros comme un grain de plomb ou une lentille, au mamelon et au scrotum, dans le tissu fibro-musculaire de l'orbite, au niveau de la choroïde et du cercle ciliaire, en un mot dans tous les tissus où se rencontrent des fibres musculaires lisses [1].

D'après Lancereaux, on voit ces tumeurs se développer sous la peau, aux endroits où existent des fibres lisses et notamment au niveau des dartos, dans les bourses chez l'homme et les grandes lèvres chez la femme.

Billroth et Rindfleisch ne croient pas à l'existence des léiomyomes. Cependant, aujourd'hui, les examens histologiques nous montrent nettement que ces néoplasies se forment aux dépens du tissu musculaire, et sont constituées par des éléments à substance contractile.

Virchow paraît le premier s'être servi du mot myome ; ce serait à lui aussi que l'on doit la première description histologique d'un myome cutané.

En France, le premier cas de tumeur musculo-dermique a été trouvé par Verneuil, sur un sujet de dissection ; les observations se sont succédé depuis. Et en 1887, Phélisse, dans sa thèse, put en réunir vingt et une. Dans l'intervalle on trouve, en 1880 et 1885, deux articles de Besnier dans les *Annales de dermatologie et syphiligraphie*, sur les léiomyomes cutanés, avec une division en myomes multiples, ou dermato-myomes proprement dits, et en myomes uniques ou myomes dartoïques.

Broca consacre une page aux myomes de la peau dans le *Traité de chirurgie* de Duplay-Reclus.

Depuis cette époque, nous avons pu nous-mêmes

[1] Manuel de pathologie externe Reclus, Kirmisson, Peyrot, Bouilly.

trouver à l'étranger quelques observations consistant surtout en myomes multiples ; et dans la région lyonnaise d'autres observations bien différentes, mais se rapportant toutes à des myomes cutanés.

Aux vingt-trois observations que nous publions à la fin de notre travail, nous ajouterons celle de Marcano en 1873, qui présente un caractère assez particulier et a servi de point de départ à une classification des myomes.

CHAPITRE II

ÉTIOLOGIE

A ce point de vue il en est des myomes comme des autres tumeurs, on sait encore peu de chose. Le sexe a-t-il une influence ? Dans la thèse de Phélisse nous trouvons 10 cas chez des hommes, 11 chez des femmes. Nous avons nous-même 12 observations d'hommes et 13 de femmes.

Pouvons-nous en tirer des conclusions ? nous ne le pensons pas ; du moins des conclusions scientifiques, car les résultats obtenus sont dus purement au hasard des recherches. Nous pensons qu'il en est de même pour l'âge. Ainsi Phélisse signale les dermatomyomes de cinquante-deux à soixante ans, les myomes localisés, à partir de vingt-quatre ans seulement. Nos recherches nous ont fait découvrir des myomes uniques dans l'enfance (cas de Nové-Josserand, cas de Vincent).

Nous avons été assez heureux pour trouver un cas de léiomyome congénital diagnostiqué par un examen histologique. Puis nous voyons les myomes apparaître vers vingt, trente, quarante ans. Le cas d'apparition la plus reculée était celui de Mermet, la malade portait sa tumeur depuis l'âge de cinquante-cinq ans. Puis nous avons trouvé le cas de M. J. où le début se fit à cinquante-huit ans ; c'est la dernière limite jusqu'à présent.

Nous ne parlons pas de l'âge des sujets au moment de l'observation, car certains portent leur tumeur depuis quatre à cinquante ans (cas de Vallas).

Il serait plus commode de faire jouer un certain rôle au traumatisme.

Nous pouvons citer deux cas de myomes apparus après traumatisme, l'un de Phélisse, où la malade reçut un coup de sabot à la jambe et eut un myome à cette région ; l'autre, celui de l'observation III, où le malade avait fait une chute sous une voiture.

L'activité fonctionnelle trop grande d'un organe équivaut à la longue à un véritable traumatisme. Pourrait-on appliquer cette étiologie aux myomes de la peau quand, d'après Terrillon, les myomes utérins viendraient surtout chez les nullipares.

L'hérédité n'a pas d'influence. Du moins, jusqu'à présent nous n'en avons pas d'observation.

Les maladies dyscrasiques influent-elles sur l'étiologie des myomes, Elles pourraient en être une cause assez facilement acceptable. En tout cas, dans deux de nos observations, le diabète pourrait au moins expliquer les démangeaisons violentes éprouvées par les malades. Dans l'observation V, nous trouvons une syphilide ulcérée de la racine du nez. Dans celle inédite de Phélisse, la malade avait une bronchite avec craquements humides; celui de l'observation I avait eu la variole, le second malade de Vallas eut des abcès après sa fièvre typhoïde, et ce serait peut-être une raison pour attribuer une influence aux phlegmasies chroniques ou autres sur le développement des tumeurs.

Nous ne pensons pas que la profession influe du tout sur l'évolution des myomes. En effet, nous trouvons que nos malades exercent les professions les plus variées.

Les malades sont bien portants, vigoureux bien développés au point de vue physique et intellectuel.

CHAPITRE III

SYMPTOMES

Pour décrire les symptômes des myomes, Phélisse adopte dans sa thèse la division proposée par Besnier en myomes multiples et myomes uniques. Nous conservons ces deux catégories de myomes et nous groupons dans une troisième classe quelques cas bien différents au point de vue clinique, et que nous proposons d'appeler cancer musculaire lisse de la peau, par analogie avec ce que MM. Bérard et Paviot ont décrit sous le nom de cancer musculaire lisse de l'utérus.

Myomes multiples.

Les myomes multiples se présentent sous la forme de petits nodules ovales, arrondis, ayant la grosseur d'un grain de plomb à un pois ou une fève au plus. Suivant leur volume, ils font saillie à la vue sous la peau, ou ne sont perceptibles seulement qu'au toucher.

Ces nodosités, ces efflorescences, comme on les appelle en Allemagne, sont dures, élastiques, mobiles avec la peau sur les parties sous-jacentes, et souvent mobiles elles-mêmes sous la couche tégumentaire superficielle.

Elles sont dispersées un peu partout sur le revêtement externe ; Phélisse signale leur absence sur la tête, la face, tout en admettant que la localisation peut se faire vraisemblablement sur toute l'étendue du corps. Nous en trouvons en effet, dans nos observations IV et VI, sur la face, la joue, le cou, le nez, le cuir chevelu et, plus le nombre des observations augmentera, plus on trouvera de sièges différents.

Il semble que l'éruption se manifeste plus volontiers sur les membres, du côté de l'extension et au voisinage des articulations.

Plusieurs membres peuvent être pris en même temps et l'éruption peut coïncider aussi sur le tronc. Puis elle gagnerait ensuite le côté de la flexion et n'envahirait les petites extrémités que plus tard (obs. III).

Ces nodosités présentent une répartition tout à fait irrégulière et ne suivent pas le trajet des nerfs. Elles sont bien limitées et paraissent incrustées dans la peau.

Elles laissent entre elles des intervalles de peau saine. Quelquefois ces nodosités sont si peu nombreuses qu'elles peuvent devenir confluentes. On n'a pas cité d'engorgement ganglionnaire.

La coloration varie suivant l'âge de la tumeur et aussi suivant le siège plus ou moins profond dans le derme. On en a décrit de rosées, de rouges, de jaunes, de brillantes, de brun clair, de blanchâtres.

La peau est saine au-dessus de la tumeur. La peau n'offre pas d'anesthésie, pas de troubles trophiques.

Les poils poussent au-dessus de ces tumeurs presque comme dans les régions saines. Certains malades se plaignent de violentes démangeaisons (obs. III et XXIV), peut-être en rapport avec leur diabète.

Le malade de Luckasievicz (obs. I) ne put écorcher ses tumeurs à cause de leur dureté. Celui de Wolters vit la démangeaison augmenter avec le nombre des nodosités.

Le malade de Jarrisch, qui était crétin, avait peut-être d'autres causes de démangeaison dans l'état particulier de sa peau rugueuse.

Il ne nous semble pas qu'un pareil symptôme ait été signalé dans les observations citées par Phélisse.

Besnier ne signale pas de prurit chez sa malade.

Ordinairement, ces nodosités sont indolores et gardent ce caractère très longtemps, quinze ans (obs. III). Souvent la période silencieuse est moins longue et, au bout de deux, trois, dix ans, les douleurs s'installent, d'abord légères, puis augmentent petit à petit. Elles sont d'abord provoquées par la pression, par le choc, par le froid, le grattage, puis elles peuvent devenir spontanées, s'irradier dans tout un membre et prendre le caractère de crises survenant à intervalles plus ou moins rapprochés. Cela se voit surtout chez les gens dont le système nerveux est déjà altéré.

La douleur vient sur les nodosités les plus anciennes, sur quelques-unes seulement; il est bien rare que toutes soient douloureuses.

Ces néoplasies offriraient certains caractères très intéressants. Le malade de Luckasievicz remarqua que certains jours ses tumeurs étaient plus plates, d'autres jours plus saillantes, et qu'avec le temps elles devenaient plus consistantes et plus livides.

Chez le malade de Jarrisch, les douleurs étaient plus fortes en hiver ; celui de White compare l'influence du froid à la sensation d'un fer chaud.

La coloration de la tumeur disparaît par la pression (Besnier). De même la tumeur pâlit pendant les accès douloureux (Arnozan-Vaillard).

Dans le cas d'Axel Key, la tumeur siégeant à la face palmaire de la main devenait dure, douloureuse, et plus petite sous certaines influences.

Certaines tumeurs pâlissent, soit à la piqûre d'une épingle, soit à chaque crise douloureuse (Arnozan-Vaillard). Il est probable que l'emploi de l'électricité jouerait un grand rôle comme moyen de diagnostic. En effet, dans l'observation de Challand, en 1871, on lit que la tumeur enlevée par Trélat et excitée trois ou quatre heures après, eut des contractions lentes et vermiculaires, comme celles du scrotum.

Nous avons vu que le nombre des nodosités semées sur la peau peut atteindre un nombre innombrable (Verneuil). Ordinairement, on peut les compter ; quelquefois l'opération est rendue très facile, car les nodosités, quoique multiples, siègent sur un territoire cutané assez limité, par exemple, dans le cas cité par Hess (obs. IX).

Myomes uniques.

Les malades, dans cette classe, sont porteurs de tumeurs en général plus grosses, uniques. Elles atteignent la grosseur d'une amande, d'une cerise, d'une mandarine, des deux poings. Celle du malade de Vallas pesait 1200 grammes à la troisième récidive, en 1873 ; à la sixième récidive, elle était grosse comme une tête de fœtus..

Leur consistance est variable ; les unes sont dures, élastiques, cartilagineuses (Scheyron-Phélisse), d'autres sont presque fluctuantes et ont une consistance molle et cireuse, cela dépend de leur constitution histologique. On dirait des bourses vides. Ces tumeurs sont ordinairement pédiculées, ne sont pas adhérentes aux plans profonds et laissent la peau saine. Elles ne s'accompagnent généralement pas de ganglions.

Dans le cas de Vallas (obs. XV), on en trouve dans les deux aisselles, mais le malade a eu des abcès quelque temps auparavant. Ces tumeurs n'influent pas sur la santé gnénérale et, malgré des récidives multiples, n'aboutissent pas à la cachexie comme dans le cancer.

On ne trouve pas de douleur. On a noté quelques démangeaisons. Ainsi, l'enfant de l'observation XIII est tranquille, tette bien, a un bon état général, malgré des hémorragies assez abondantes. Il ne souffre pas.

Comme pour les dermatomyomes, nous trouvons que ces tumeurs deviennent dures, douloureuses ou plus petites sous certaines influences. Dans le cas de Nové-Josserand, la tumeur devient blanche à la pression pendant quelques secondes, et la surface de lapeau se plisse.

La malade de l'observation XIX nous dit que, lorsqu'elle se mouillait la main, la grosseur diminuait un peu.

Quand on commença à étudier les myomes de la peau, on trouva que les tumeurs uniques, solitaires, un peu grosses, siégeaient surtout dans les régions riches en fibres lisses, telles que le mamelon, les organes génitaux de l'homme et de la femme. Cela nous explique la raison pour laquelle Besnier qualifie ces myomes de dartoïques. C'est ainsi que Phélisse, dans sa thèse, à propos des myomes uniques, en cite :

2 du scrotum (cas de Forster, cas de Scheyron) ;
1 de la grande lèvre gauche (cas de Challand, 1871) ;
2 de la mamelle (cas de Klob);
1 du mamelon (cas de Sokoloff) ;
1 de la grande lèvre droite (cas de Valude);
1 de la cuisse droite (cas de Santesson) ;
1 de la face palmaire de la main (cas de Axel Key) ;
1 du dos (cas de Chambard-Gouilloud) ;

Dans nos observations, nous n'en avons pas rencontré sur des régions où les fibres lisses se réunissent en quantité pour faire un véritable muscle, mais nous les trouvons répartis un peu au hasard sur le corps.

La plupart peuvent rentrer dans la division des myomes dartoïques, car, pour n'être pas réunies en véritable dartos, les fibrés musculaires lisses lui sont analogues, et elles siègent sur presque toute la surface cutanée.

Cancer musculaire lisse de la peau.

Nous rangeons dans cette catégorie les cas de MM. Gangolphe, Albertin, A. Polosson et Carle.

Nous n'entreprendrons pas une description de

symptômes basée sur quatre observations seulement.

Nous dirons seulement que M. Gangolphe porta le diagnostic d'épithélioma de la paupière inférieure, et qu'après plusieurs récidives, il fut obligé d'enlever toute cette paupière.

M. Albertin porta un pronostic fâcheux sur son malade, dont la lésion s'étendait en surface, et, effectivement, la maladie ne dura guère plus de trois ans.

Le myome qui siégeait sur le bout du nez de M. J... envahit peu à peu la peau environnante, gagna le nez, nécessitant plusieurs opérations, et emmena le malade en l'espace de quatre ans.

Dans l'observation de M. le Dr Carle, le diagnostic d'abord hésitant entre lésions syphilitiques, tuberculeuses ou néoplasiques a pu, après examen anatomo-pathologique, être définitivement fixé. On était en présence de cette forme de néoplasie superficielle que l'on appelle *ulcus rodens*. Elle en avait en effet tous les caractères d'ulcération superficielle et irrégulière à fond rose jaunâtre, ferme au toucher, cependant friable, saignant facilement, entourée d'un bourrelet très net, sans envahissement ganglionnaire.

D'ailleurs les alternatives de cicatrisation par un épiderme aminci et de nouvelles poussées ulcéreuses confirmèrent le diagnostic.

Étant donné l'obscurité dont est entourée l'anatomie pathologique de l'*ulcus rodens*, M. le Dr Carle émet l'hypothèse que bien des léiomyomes ont dû être décrits parmi les *ulcus rodens*.

Nous pensons que ces quelques faits justifient amplement le nom de cancer que nous avons donné à cette catégorie spéciale de myomes.

CHAPITRE IV

DIAGNOSTIC

Pour faire un diagnostic de léiomyomes, la première condition est de reconnaître l'existence possible de ces tumeurs dans la peau, tout comme dans les autres organes. Audry avait connaissance de ces faits lorsque, à propos d'une tumeur du bras gauche, il fit un diagnostic exact confirmé par le microscope. Dans nos observations de l'étranger, les tumeurs dont il s'agit sont désignées sous le nom de myomes, mais le diagnostic a-t-il été fait par le simple examen du malade, ou après examen histologique? C'est ce que nous ignorons.

Quelles sont les lésions cutanées qui ressemblent le plus à une éruption myomateuse ?

Dans le cas de Besnier, on pensa au fibrome molluscum. au névrome, à l'urticaire papuleuse. Le *fibrome molluscum* peut se présenter sous une forme généralisée comme le myome.

I. Mais il siégerait de préférence sur le tronc, le cou, la tête, la narine, les membres.

II. Sa consistance est variable, mais elle offre toujours un certain degré de mollesse, de flaccidité. C'est d'ailleurs à cette particularité qu'il doit le qualificatif de molluscum.

III. Le fibrome est congénital, héréditaire, s'accompagnant de nævi pigmentaires, pileux, verruqueux ou vasculaires.

IV. On a signalé avec les fibromes un développement physique et intellectuel incomplet (Hebra).

V. Les fibromes seraient toujours indolents.

Les *dermatomyomes* sont durs, élastiques, siègent un peu partout, sont acquis et atteignent des sujets bien portants.

Les myomes sont quelquefois douloureux.

Tubercules sous-cutanés douloureux. — Cette affection est constituée par de petites nodosités siégeant à la face profonde du derme ou dans le tissu cellulaire, étant très douloureuses, soit à la pression, soit spontanément.

Assez souvent, ces nodosités siègent sur le trajet des nerfs.

Les *dermatomyomes* sont superficiels, mobiles avec la peau, indolores ou douloureux après une certaine période, et ne suivent ni le trajet des nerfs, ni celui des vaisseaux.

Dans la classe de tubercules sous-cutanés douloureux, on a fait rentrer des tumeurs de différentes espèces, telles que : fibromes, névromes, angiomes, adénomes sudoripares, kystes sébacés, chondromes, lipomes, sarcomes, carcinomes.

Mais d'après les derniers travaux histologiques, nous savons que l'existence des *névromes* (tumeurs formées par du tissu nerveux) est fortement mise en doute. Les névromes fasciculés et plexiformes n'existent plus. On a un *fibrome de la gaine conjonctive du nerf*[1] le plus souvent. Puis d'autres recherches démontrèrent que très souvent ces tubercules cutanés, douloureux, étaient formés par des fibres musculaires lisses du derme. En effet, sur six observations de la Société anatomique de Nantes, on trouve cinq fois de suite des myomes. En somme, ces tubercules sont constitués surtout par des fibromes et des myomes. Ces myomes profonds naîtraient sur place ou auraient leur point de départ dans le derme. Ils seraient douloureux à cause de leur siège, comme toutes les autres tumeurs sous-cutanées du reste.

En étudiant de près les fibromes cutanés et les fibromes sous-cutanés, on s'aperçut que souvent ils existaient ensemble sur le même individu ; l'on vit aussi qu'ils s'accompagnaient d'autres symptômes asssez constants, et l'on en fit une maladie particulière : la neurofibromatose généralisée.

La *neuro-fibromatose généralisée*[2] est caractérisée par trois grands symptômes.

On trouve des tumeurs cutanées assez semblables aux myomes éruptifs, mais, en plus, on a des taches pigmentaires, des tumeurs sur le trajet des nerfs, et des troubles intellectuels, sensitifs et moteurs, quelquefois des nœvi.

Les taches n'existent que sur la peau et pas sur les muqueuses.

[1] *Neuro-fibromatose et névrome plexiforme*, par M. Xavier Delore et M. C., Bonne.

[2] Feindel, thèse de Paris.

D'après le Dr Xavier Delore, quand on voit des tumeurs de nature douteuse, il faut examiner minutieusement le revêtement cutané pour y déceler des tumeurs plus ou moins apparentes et nombreuses. Quelquefois ces tumeurs sont en série, comme un chapelet, ou ne sont senties qu'à la pression. Elles peuvent être adhérentes à la face profonde du derme.

Les malades sont souvent petits, chétifs, voûtés, et ont le teint jaune terreux.

Outre ces caractères différentiels assez nets, les tumeurs cutanées sont généralement moins consistantes que les myomes. De plus, la neuro-fibromatose est souvent congénitale (ce serait une maladie de l'ectoderme), soit par ses taches, soit par ses tumeurs. Elle atteint plusieurs membres de la même famille et aurait une influence fâcheuse sur la santé des personnes atteintes.

La *nodosité rhumatismale* débute plusieurs jours après une poussée de rhumatisme articulaire, ou peut survenir d'emblée chez un sujet en puissance de rhumatisme goutteux, sans qu'aucune manifestation se fasse sentir du côté des articulations.

Cette tumeur est souvent volumineuse, peut atteindre la grosseur d'un œuf, siège profondément et est extrêmement douloureuse. Elle peut pousser en quelques heures, une nuit par exemple, et après quelques jours se résoudre très rapidement.

La *lèpre* est accompagnée d'anesthésie, d'altérations de la peau ; ses nodosités peuvent régresser.

La *papule de l'urticaire* est blanchâtre, entourée

d'une aréole rosée ; elle est très prurigineuse et disparaît vite.

Les myomes chirurgicaux, quand ils ne sont pas simplement qualifiés de tumeurs, sont opérés souvent sous le nom de fibromes (Marc Serge), de sarcomes, sarcomes cutanés, fibro-sarcomes de la paroi (Vallas), sarcomes de la peau thoracique (Nové-Josserand), sarcomes (Jaboulay).

Le *fibrome* molluscum circonscrit est essentiellement mou, pédiculé, ressemblant à une mamelle flétrie. Le myome peut être cartilagineux (Scheyron) ou mou, de consistance cireuse (Chambard, thèse Phélisse), cela dépend beaucoup de sa constitution histologique. Plus il évolue vers l'état adulte, plus il devient dur et élastique. En grandissant, il a de la tendance à se pédiculiser.

Le molluscum a pour point de départ la partie supérieure du derme d'après Besnier. Les fibromes qui se développent dans l'étage majeur et dans l'étage inférieur de la peau sont des fibromes durs, fasciculés ou tubéreux. Besnier les appelle dermato-fibromes ou innomes cutanés.

Ils différeraient des myomes par leur consistance plus dure, mais ils ont le même siège, car les myomes chirurgicaux sont généralement développés aux dépens de la couche musculaire profonde de la peau.

Nous ne chercherons pas de nouveaux éléments de diagnostic entre les myomes et les fibromes durs, car d'après Recklenghausen, tous les fibromes de la peau sont des tumeurs de la gaine des nerfs.

Peut-on différencier cliniquement un myome chirurgical d'un sarcome ?

Le *sarcome* est une tumeur généralement volumineuse, plus ou moins adhérente avec les tissus voisins, surtout avec la peau, présentant la plupart du temps des douleurs irradiées, et généralement une circulation veineuse superficielle, indice d'une tumeur maligne.

Il arrive assez rapidement à retentir sur l'état général et à s'ulcérer le plus souvent. Il faut du reste avouer que le diagnostic n'est pas facile à faire au point de vue clinique, puisque des chirurgiens de valeur ont opéré des myomes croyant avoir affaire à un sarcome.

Il y a des myomes chirurgicaux ou uniques très durs, mais on peut en trouver qui présentent presque de la fluctuation. Ils n'ont pas de tendance à ulcérer la peau, ne compromettent pas la santé, peuvent récidiver même se généraliser, ne s'accompagnent pas de ganglions. Ceux que l'on a observés dans le cas de Vallas sont dus probablement à la suppuration préexistante.

Mais sous certaines influences telles que la pression (Nové-Josserand), le contact de l'eau (obs. Jaboulay), la tumeur diminue de volume, la surface cutanée se plisse. C'est peut-être le seul symptôme différentiel un peu sérieux, et nous croyons qu'il serait intéressant de le rechercher par des moyens différents et en particulier par l'électricité.

Enfin la troisième catégorie, que nous pouvons appeler cancer musculaire lisse de la peau et qui ne paraît pas aboutir à la cachexie, peut être facilement confondue :

I. Avec des accidents secondo-tertiaires et tertiaires de la vérole, avec des syphilides pustulo-crustacées et des gommes ulcérées.

α. Les syphilides pustulo-crustacées sont généralement très superficielles, recouvertes de croûtes grisâtres plus ou moins imbriquées comme une écaille d'huître et généralement disséminées en plusieurs points de la surface du corps.

β. Quant aux gommes cutanées, ce sont des ulcérations dont les bords sont taillés à pic, entourés d'une aréole plus ou moins rouge et infiltrée, dont le fond est bourbillonneux et sécrète un liquide plus ou moins jaunâtre.

Enfin, dans ces cas-là, les antécédents du malade et le traitement spécifique surtout viennent trancher la difficulté assez rapidement.

II. L'épithélioma a débuté la plupart du temps par un petit bouton, écorché par le grattage, qui s'est étendu en surface ou en profondeur, et dont la surface est recouverte d'une multitude de bourgeons charnus qui saignent avec une extrême facilité.

Le liquide qu'ils sécrètent a une odeur fétide, et on trouve des ganglions dans les lymphatiques correspondants.

III. Les ulcérations tuberculeuses de la peau sont généralement contemporaines d'autres tuberculoses cutanées, sont multiples la plupart du temps, et infiltrées de véritables fongosités.

CHAPITRE V

ÉVOLUTION ET PRONOSTIC

A. ÉVOLUTION

Les dermato-myomes évoluent très lentement ; une fois leur développement complet atteint, ils restent stationnaires. Il faut parfois plusieurs mois pour observer des changements de volume. Le cas de Besnier est ici très intéresssant, sa malade mourut en asystolie. L'affection avait commencé en décembre 1876 ; en 1884, à l'autopsie, les tumeurs les plus grosses étaient comme des pois, des amandes.

Le malade d'Arnozan et Vaillard, opéré en 1881, fait remonter le début de ses tumeurs en 1865, seize ans auparavant.

Dans nos observations, les dermatomyomes existent depuis quatre ans (obs. VI), quatre ans et demi (obs. I), quinze ans (obs. III).

Les myomes éruptifs n'atteignent pas un bien grand volume, mais ils augmentent en nombre ; cependant encore ici cet accroissement se fait lentement. Dans le cas d'Arnozan et Vaillard, le début se fit à l'avant-bras droit par un bouton rouge ; cinq ans après, l'avant-bras et le bras étaient envahis ; trois ans plus tard l'extension se fait au cou et au tronc, puis l'éruption semble s'arrêter.

Chez le malade de White, les nodosités ont mis quatre ans pour arriver au nombre de 60.

Pourtant, trois mois passés à l'hôpital, Besnier

voit apparaître sur sa malade vingt saillies lenticulaires.

On voit aussi l'éruption se faire par poussées successives (obs. I), sans que l'on puisse la rattacher à une cause étiologique connue. Le malade de Wolters quitte l'hôpital au moment où de nouvelles nodosités poussent dans l'intervalle des anciennes. Il est probable que sur ce sujet, comme sur celui de Verneuil, la quantité de tumeurs est devenue innombrable.

Ces myomes ne disparaissent pas spontanément et ne régressent pas.

Ils n'ulcèrent pas la peau. On en cite cependant un cas occasionné par le grattage et, de plus, chez un diabétique (Wolters).

Les myomes uniques ou chirurgicaux évoluent aussi lentement et peuvent durer très longtemps : cinq ans (Scheyron-Phélisse), dix ans (Audry), douze ans (Passalacqua), treize ans (Virchow), quinze ans (Mermet), quarante ans (Challand), cinquante ans, malgré 5 récidives (Vallas), notons que ces chiffres constatent l'âge de la tumeur depuis son apparition visible jusqu'au moment où l'on examine le malade. Que deviendraient ensuite ces tumeurs ?

Sous certaines influences, une maladie, un traumatisme, la ménopause, elles peuvent tout à coup prendre un développement exagéré ; tel le cas présenté par Mermet (obs. XIV).

D'après Lancereaux les tumeurs musculaires lisses ont peu de tendance à subir la dégénérescence graisseuse ; quelquefois elles s'infiltrent de sels de chaux (pierre de l'utérus). Elles sont peu exposées à l'inflammation et à la gangrène. Lancereaux prétend aussi que les myomes uniques ou multiples ne se propagent guère aux parties voisines.

Cependant, il semble prouvé que les myomes se propagent aux parties voisines, par l'observation XXIV, où après une première intervention la tumeur récidiva sur place, nécessita trois opérations consécutives, et finalement l'ablation du nez. On avait certainement affaire à un myome, car le diagnostic histologique fait par M. Darier à Paris, fut confirmé à Lyon par M. le professeur Bard. Ce myome évolua très vite, en quatre ans, depuis décembre 1893 jusqu'à décembre 1897.

Nous connaissons aussi un cas diagnostiqué myxome diffus de la clavicule, récidivé 14 ou 15 fois chez un homme de quarante ans, opéré par M. le Dr Tixier, chirurgien des Hôpitaux, remplaçant M. le professeur Pollosson.

A l'examen histologique, on note ce qui suit : tumeur musculaire *lisse*, dont la provenance ne pourrait être macroscopiquement fixée que par son siège lors de la première intervention, mais qui, selon toute probabilité, a dû avoir pour origine les muscles sous-cutanés de la région.

Dans cet ordre d'idées, nous citerons aussi les observations de MM. Gangolphe, Albertin et Carle.

Les myomes offrent-ils la dégénérescence sarcomateuse ? Mermet en a présenté un cas à la Société anatomique de Paris. La tumeur dont il s'agit était un myome à peu près pur, présentant deux grandes ulcérations fongueuses.

Les cellules sont en voie de prolifération très active dans les parties « non dégénérées ». Dans ces dernières elles ont l'aspect sarcomateux. Ces constatations histologiques coïncident avec un brusque développement de la tumeur en trois semaines, et MM. Paviot et Bérard[1] voient dans ce cas une nouvelle preuve en faveur de leur théorie. D'après ces auteurs, en effet, les cellules rondes sont une première étape vers la fibre-cellule, et les tumeurs qui en renferment, au lieu de dégénérer, sont au contraire en pleine évolution.

Nous ne connaissons pas jusqu'ici de cas de myomes cutanés généralisés dans le corps. Mais nous ne croyons pas cette généralisation impossible, nous appuyant, pour défendre cette opinion, sur le cas de Lancereaux et sur le travail de MM. Bérard et Paviot sur le cancer musculaire lisse utérin.

Ces auteurs citent plusieurs cas de métastases de tumeurs à point de départ utérin. Dans les cas de Gouilloud-Mollard, et dans celui de Duplan en particulier, on trouve des tumeurs formées de fibres-cellules adultes et pauvres en tissu conjonctif.

Dans le cas de Krisch, étudié par Ort, le fibro-myome utérin avait donné des tumeurs dans tout le corps : voûte cranienne, cœur, œil, intestin, estomac, ganglions rétropéritonéaux, reins, utérus, muscles, *peau*, os, diaphragme, épiploon.

MM. Bérard et Paviot citent aussi l'observation de Langhérans, où le myome s'est généralisé aux poumons et a envahi les parties voisines de l'utérus.

[1] Du cancer musculaire lisse en général et de celui de l'uterus en particulier, par MM. J. Paviot et L. Bérard (*Archives de médecine expérimentale*, p. 58).

D'après Lancereaux[1], dans quelques cas les myomes paraissent pouvoir infecter l'organisme.

Il en cite un cas dans le texte de son *Atlas d'anatomie pathologique*. L'autopsie de son sujet révéla six petits myomes des voies séminales et de la prostate; dans le foie, il y en avait davantage; il y en avait de nombreux dans les poumons, 2 dans les parois du cœur, quelques-uns derrière le sternum, et enfin d'autres dans le corps des vertèbres. Ils n'avaient déterminé aucune altération autour d'eux dans les organes où ils étaient placés.

B. PRONOSTIC

Nous rappelerons ici les idées émises par Besnier sur les myomes en 1880. Le myome peut être extirpé, localement guéri de la manière la plus simple. Les myomes simples et dartoïques sont essentiellement bénins, ne récidivent pas, les homéoplasies pures ne récidivent jamais.

En 1885, il croit toujours que ces tumeurs peuvent être extirpées sans aucune crainte de récidive et qu'elles n'ont aucune tendance ulcérative.

En 1887, Phélisse conclut dans sa thèse que les myomes sont de nature bénigne, leur évolution est très lente; enlevés, ils ne récidivent pas.

Mais aujourd'hui, en présence de certaines formes de myome que nous avons appelées cancer musculaire lisse de la peau, nous devons être beaucoup plus réservé au sujet du pronostic.

[1] Myome du cordon spermatique avec productions secondaires de même nature dans différents organes.

CHAPITRE VI

ANATOMIE PATHOLOGIQUE

Nous disions dans l'introduction que Billroth et Rindfleisch ne croyaient pas à l'existence des myomes ; pour eux, ces tumeurs étaient formées par des cellules du tissu conjonctif. Mais aujourd'hui, avec les progrès de l'histologie, on est arrivé à déceler la substance contractile de la fibre-cellule et à montrer qu'elle est une formation musculaire.

Seulement, tous les myomes ne sont pas formés de cellules musculaires typiques. Avant d'arriver à l'état adulte, la cellule musculaire passe par plusieurs stades, depuis la cellule ronde avec protoplasma peu abondant et noyau vésiculaire, jusqu'à la fibre-cellule fusiforme possédant un noyau en bâtonnet, et présentant par la coloration au picro-carmin la teinte rouge acajou caractéristique de la substance contractile.

Avant de rechercher quels sont les éléments de la peau qui peuvent donner naissance à des myomes, disons qu'il peut exister dans la surface cutanée des tumeurs venant des organes voisins et réunis à ceux-ci par un pédicule plus ou moins long. A l'appui de cette assertion, nous citerons le cas de Marcano (obs. XX), où un myome parti des parois du vagin était venu se fixer dans la peau de la grande lèvre. Ce sont ces myomes que l'on a appelés *migrateurs*.

Les auteurs citent aussi des myomes développés aux dépens de *vestiges de cellules* qui n'existent pas dans une peau normale.

Tous les autres cas que nous citons ont trait à des tumeurs développées sur place aux dépens d'éléments normaux. Dans les observations VII, VIII, XI, XII, on les voit nettement en continuité avec les muscles des follicules pileux.

Mais les myomes ne se développent pas exclusivement aux dépens des *arrectores pilorum*, car comment expliquer la présence de pareilles tumeurs dans la main (cas d'Axel Key, cas de Babès [1]) (obs. XIX), où les auteurs ne décrivent pas de follicule pileux ?

Nous savons, d'après Besnier, que les myomes dartoïques se développent surtout dans les régions riches en fibres lisses, telles que le mamelon, les bourses, les grandes lèvres, le revêtement cutané de la verge, où on a décrit le dartos, un muscle sous-aréolaire, un muscle péripénien, et même un muscle circulaire lisse du prépuce (Sappey)[2]. Mais pour n'être pas réunies en un véritable muscle, les fibres lisses n'en existent pas moins dans presque toute l'étendue de la peau, et elles peuvent fort bien donner naissance à des myomes

[1] Babès. Cas de myome sous-cutané ayant dépassé le volume d'une noix, unique, que portait, depuis son enfance, dans la paume de la main, un jeune homme opéré par le professeur Lumnitzer (Budapest).

[2] Sappey. *Anatomie descriptive*, t. III.

(obs. X). Nous pourrions citer aussi, à ce propos, les tubercules sous-cutanés constitués par des muscles lisses.

Malgré cela, il nous reste encore à expliquer la présence de myomes dans le derme sous-unguéal (obs. XVIII) et dans toutes les régions où les fibres lisses n'existent pas[1] : paume des mains, plante des pieds, pavillon de l'oreille, paupière, nez, lèvres. Nous en trouvons l'origine dans le tissu musculaire des parois artérielles, et peut-être aussi dans celui des glandes excrétrices et sécrétrices, les glandes sudoripares de préférence.

En effet, dans l'observation IX, les muscles des poils ne sont pas intéressés et la tumeur se continue avec les artères dont la muscularis est très développée.

Dans le cas de myome congénital (obs. XIII), c'est peut-être encore plus net.

La conclusion de ceci est que, partout où il y a du tissu musculaire, on peut s'attendre à trouver des myomes.

[1] Sappey, *Recherches sur les fibres musculaires lisses de la peau.*

CHAPITRE VII

TRAITEMENT

D'après Phélisse, ce n'est pas la peine de parler de traitement pour les dermatomyomes de Besnier. Chaque fois que l'on a enlevé une tumeur, c'était pour en faire le diagnostic par l'examen histologique.

Cependant, les douleurs peuvent devenir très vives et le rôle du médecin est de les calmer. Arnozan et Vaillard ont essayé l'opium, la morphine, la belladone, le chloral, sans résultat. Ils allaient essayer l'ergotine et l'électricité, lorsque le malade quitta l'hôpital.

Virchow a guéri les souffrances de son patient par des applications externes d'éther chlorhydrique.

Luckasievicz a essayé des injections d'arséniate de soude à 2 pour 100; mais la teinture d'iode réussit mieux, et les douleurs diminuèrent par l'emploi, à l'extérieur, de jusquiame et de capsules de pavot.

Cependant, le malade se fit enlever deux nodosités qui étaient devenues très douloureuses. Ces dermatomyomes n'ont donc pas toujours la bénignité que leur accordait Phélisse.

Quant aux myomes uniques ou dartoïques, ils sont justiciables du traitement chirurgical, on les a appelés aussi chirurgicaux ; mais l'opérateur se rappellera les récidives *in situ* de ces tumeurs, l'allure envahissante des formes cancéreuses, et pratiquera l'ablation la plus large possible.

OBSERVATIONS

OBSERVATION I

Clinique du Dr Kaposi (Wien).

Ueber multiple Dermatomyome, von Dr Vladimir Lukasiewicz. *Archiv für Dermatologie und Syphilis*, 1892 (Wien und Leipzig).

A la fin de décembre 1890, le chanteur J.-F. de Brünn, vingt-trois ans, fut envoyé à la clinique dermatologique du Dr Landesmann pour une affection particulière de la peau et y fut admis.

D'après le malade, neurasthénique à un très haut degré, il sort d'une famille saine où il n'y a jamais eu de maladie de peau. Dans son enfance il a eu la variole ; rien d'autre à signaler.

Le début de son affection actuelle date de quatre ans et demi. D'abord, sans aucune cause, il est survenu à la jambe gauche une tumeur de la grosseur de la moitié d'un pois, rouge, bleuâtre, analogue à une vessie.

Le malade l'écorcha et il en sortit une masse brune, visqueuse.

Peu de temps après, se formèrent, d'abord sur le côté de l'extension du haut de la cuisse gauche, puis sur la jambe, des nodosités élastiques d'un rouge livide, de la grosseur d'un demi-pois à une demi-fève.

Celles-ci, à cause de leur consistance trop dure et des douleurs qui se déclaraient quand il grattait, n'ont pas été ouvertes, malgré de fréquents essais du malade. Ces nodosités s'accrurent par séries jusqu'à son entrée à l'hôpital.

Il prétend avoir remarqué que certains jours elles étaient plus plates, d'autres jours plus saillantes et qu'avec le temps elles devenaient plus consistantes et plus livides.

Un petit nombre d'entre elles ont cédé à l'emploi local de teinture d'iode, d'autres ont diminué.

Au début, cette affection ne causait absolument aucun malaise au malade ; ce n'est qu'en grattant ou en appuyant très fortement, qu'il sentait des douleurs légèrement lancinantes.

Depuis un an et demi environ, il se manifesta dans les nodosités des douleurs insignifiantes à mesure qu'elles augmentaient, rarement et seulement dans la journée. Pendant la dernière année, elles devinrent plus fréquentes et plus vives en rayonnant sur tout le membre, et s'accompagnaient de sueurs, de battements de cœur et d'angoisse.

Actuellement, le malade souffre d'accès douloureux durant de cinq à dix minutes, survenant à des intervalles différents, d'une heure à peu près, pendant lesquels il se plaint de douleurs à la tête et d'éblouissements dans les yeux.

Quand il est excité d'une façon ou d'une autre, quand il a faim, qu'il digère ou qu'il défèque, les douleurs surviennent plus fréquentes et plus vives ; les influences extérieures, telles que le froid, les bains, lui causent des douleurs modérées. D'un autre côté ces excitations coupent assez souvent l'accès névralgique et ont en quelque sorte un effet adoucissant.

Quand il marche, le malade ressent une légère fatigue et une certaine raideur dans le membre atteint. Il dit que dans les derniers temps il a été réveillé par les douleurs s'irradiant dans la jambe malade, jointes à un sentiment d'angoisse.

La peau et les muqueuses sont blêmes. Le système nerveux ne présente rien d'anormal objectivement, sauf une excitabilité augmentée de la peau et des réflexes tendineux.

On trouve trente nodosités, depuis un grain de millet jusqu'à un pois. Elles sont mobiles et surélevées. Au-dessus, l'épiderme est intact, brillant, uni. Les poils follets sont également répartis. Les nodosités sont nettement délimitées, dures et douloureuses à la pression.

A la face antérieure et au milieu de la jambe gauche, il y a une zone, de la grandeur de la main, comprenant environ soixante tumeurs semblables à celles précédemment décrites, avec cette différence qu'elles sont beaucoup plus serrées et plus grandes pour la plupart. Beaucoup atteignent la grosseur d'une fève ; elles ont une consistance encore plus ferme, sont hémisphériques ou allongées, et douloureuses à la pression comme les petites.

Entre les nodosités la peau est intacte, la sensibilité normale. A la suite d'un léger contact, on remarque une violente contraction de la jambe, et la pression produit souvent, dans tout le corps, une série de secousses analogues à une décharge électrique.

Une pression modérée produit de vives douleurs irradiées qui se transforment en accès névralgiques formels. Ces douleurs sont très changeantes, selon que le malade a été plus ou moins excité momentanément, ou que son attention a été concentrée d'un autre côté.

On fit l'examen histologique. La tumeur siège dans la peau. L'épiderme est soulevé, conservé et aminci autour des follicules. La couche des aiguillons *Stachelschicht* est plus riche en pigment que les couches environnantes qui sont saines.

Les papilles sont aplaties, disséminées et pauvres en cellules. Par places, on voit une infiltration modérée de cellules rondes correspondant aux vaisseaux.

Les *muscles lisses* sont sous les papilles, forment des faisceaux entrecroisés, à fibres serrées, de différentes grosseurs. Il y a *très peu de tissu conjonctif* et peu de vaisseaux. Les faisceaux, croisés en différentes directions, offrent des coupes variées. Il n'y a pas de capsule conjonctive. Les parois des vaisseaux périphériques ont leur couche musculaire épaissie. Les follicules semblent séparés par une masse musculaire. Rien aux glandes... Autour du glomérule et dans la paroi, les fibres lisses sont augmentées et s'étendent dans le tissu environnant. Le tissu sous-cutané et la face profonde sont intacts.

Pas de développement anormal de fibres nerveuses (Pal-Weigert).

Le malade fait un séjour de quatre semaines à la clinique ; il consent avec peine à laisser enlever deux grandes tumeurs et une plus petite.

Traitement. Arséniate de soude 2 o/o en injection. Localement : cataplasme avec infusion de jusquiame et capsule de pavot.

La douleur a été diminuée. Le malade quitte l'hôpital sans changement notable. On le revoit cinq mois après.

Il a pris des pilules asiatiques.

Il y a deux mois, il a fait enlever deux nodosités douloureuses. La cicatrice est plate, indolore, avec pigmentation foncée. La douleur est encore diminuée.

Les anciennes nodisités diminuent. De nouvelles se forment sur la jambe.

OBSERVATION II

Clinique du professeur Doutrelepont à Bonn.

Ueber multiple Myome der Haut, von Dr Max Wolters (Privat Docent für Dermatologie... I. Assistenzart der Klinik), *Ergänzungshefte zum Archiv für Dermatologie und Syphilis*, 1893.

John W..., quarante ans, courtier. Pas d'antécédents héréditaires, ni personnels. Bon état général, malgré sa maladie de peau qui a débuté à l'âge de vingt-cinq ans. Elle siégea d'abord aux coudes, sous la forme de nodosités jaunes, rougeâtres, grosses comme une tête d'épingle. Celles-ci crurent lentement pour avoir le volume d'une lentille. Elles sont très serrées, spécialement aux coudes, où elles forment comme des plateaux,

Plus tard, les genoux furent pris, puis la face postérieure des cuisses.

Jamais de douleur. Quelquefois un peu de démangeaison. Ni sucre ni albumine. Le tissu cellulaire est abondant. Les nodosités sont si serrées sur le bord inférieur de la rotule et de l'olécrane, qu'on ne voit plus de peau saine. Aux coudes et aux genoux, dans les intervalles, sont disséminées des nodosités plus petites, et de même aspect.

De même à la hanche gauche.

La tumeur se fond insensiblement avec la peau. On ne peut pas établir de relation avec le trajet des vaisseaux et des nerfs.

Pas de douleur. Pas de changement de couleur à la pression.

On pratique l'anesthésie locale au coude droit, et on enlève une tumeur. On suture la plaie, qui suit un cours régulier. Au septième jour, on enlève la suture et le malade s'en va.

A l'examen microscopique, l'épiderme est conservé et aminci. Les papilles sont aplaties, la couche basilaire est légèrement pigmentée ; dans les papilles, on trouve par places des cellules pigmentées et des morceaux de pigment.

Les fibres *musculaires lisses* sont en couche, imitant la lumière d'un vaisseau. La muscularis de ceux-ci est hypertrophiée et riche en noyaux. La division des noyaux ne se voit pas, les noyaux sont très nets. La tumeur comprime le tissu conjonctif. Le muscle se perd dans la peau. Entre les muscles et entre le tissu conjonctif, on trouve des éléments élastiques. Les éléments de nouvelle formation sont en rapport avec les follicules, les glandes ; les vaisseaux sont hypertrophiés et on trouve un léger amas de cellules rondes.

OBSERVATION III

Ueber multiple Myome der Haut, von Max Wolters, *Ergänzungshefte zum Archiv für Dermatologie und Syphilis*, 1893.

George L..., vingt ans, manœuvre. Le 15 mars 1892, il fait

une chute sous une voiture. Contusion à la main gauche, à la hanche droite. Guérison en trois semaines.

Sucre, sans albumine.

Traitement du diabète : le malade, très amélioré, quitte l'hôpital.

Au commencement de janvier 1893, survient tout à coup, d'abord aux coudes, puis, quelques semaines plus tard, aux genoux, l'affection cutanée existante. Jamais de douleur.

Pas d'antécédents héréditaires, ni personnels.

Pas de maladies nerveuses, ni de maladies de peau : spécialement pas de syphilis.

On trouve des nodosités jaunes, rougeâtres, ayant la grosseur d'une tête d'épingle jusqu'à une lentille, se développant successivement, et siégeant dans la peau dont l'épiderme est lisse. Leur forme est circulaire, ovale ou allongée. Elles pâlissent, deviennent gris jaune à la pression. Leur consistance est très dure. Le passage à la peau environnante est progressif. La peau et la tumeur se déplacent en même temps.

Sur les grandes nodosités, l'épiderme est conservé et un peu ratatiné. Les poils follets sont visibles au sommet de presque toutes les nodosités ; il n'y a pas de pigmentation anormale.

Les nodosités siègent depuis le milieu du bras jusqu'au milieu de l'avant-bras, du côté de l'extension. De même pour le genou, elles sont serrées en plateau vers l'olécrane et la rotule ; ces efflorescences diminuent en nombre et en grosseur ; elles cessent à la moitié des segments des membres. Il y a quelques nodules placés symétriquement du côté de la flexion, dans la région des supinateurs, un peu plus nombreux à droite qu'à gauche.

La répartition totale des efflorescences ne donne pas de figure déterminée. L'éruption ne suit pas le trajet des vaisseaux ni des nerfs. Il n'y a pas de rapport avec la direction des fentes de la peau.

Pas de douleur, même à la pression. Nulle part la sensibilité n'est altérée ; la musculature et les nerfs sont normaux.

On prend un lambeau de peau. La tumeur siège dans le

chorion et n'intéresse le réseau de Malpighi seulement qu'en aplatissant les éminences interpapillaires, qui, ailleurs, sont complètement normales.

Pas de pigmentation anormale ; pas d'infiltration aux endroits où la tumeur n'adhère pas. Les néoplasmes ne sont nullement compacts. Le tissu conjonctif est enveloppé par la prolifération musculaire. Ces îlots ont un contour irrégulier. Les fibres sont serrées contre les muscles des follicules pileux, les suivent, puis se ramifient et se recourbent. La muscularis est épaissie. Rien dans le tissu cellulaire.

Les vaisseaux adjacents à la tumeur sont hypertrophiés ; dans la tumeur, ils sont peu nombreux ; les nerfs n'existent qu'à la périphérie et sont normaux ; il n'y a pas de glandes dans la tumeur ; dans le voisinage, le tissu musculaire est un peu augmenté.

On fait le diagnostic avec la safranine, l'acide picrique, le mélange triacide d'Ehrlich. Pas de cellules éosinophiles ; cellules géantes peu nombreuses ; il y a des fibres élastiques dans les parties conjonctives (orcéine).

Le 10 mars, la plaie est guérie ; les tumeurs avoisinantes ont rétrogradé ; quelques-unes sont aplaties au niveau de la peau ; pas de changement pour les autres efflorescences.

Le 20 mars, du côté de la flexion des membres, sur la poitrine, l'abdomen, sur les muscles fessiers, apparaissent de nombreuses efflorescences avec de légères démangeaisons.

Le 4 avril, nouvelles nodosités sur le dos des mains. Sur le reste du corps les autres augmentent, et il en apparaît toujours de nouvelles dans les intervalles. Le malade dit que les nodosités sont douloureuses à la pression, au choc, et quand il s'assied.

En outre, la démangeaison est assez forte ; elle a amené le malade à en égratigner de nombreuses sur les mains. Cela a formé de légers ulcères de la grosseur d'une lentille, qui n'ont pas de tendance à la guérison.

OBSERVATION IV

Fall von multiplen Leiomyomen der Haut, par Jarrisch.

Compte rendu des séances du cinquième Congrès de la Société de Dermatologie allemande à Gratz, du 23 au 25 septembre 1895 (*Archiv für Dermatologie und Syphilis*, 1896).

Homme, cinquante-quatre ans, crétin, souffre, dès l'enfance, de l'affection qui occupe la moitié gauche du visage. Les nodosités et, en partie, les infiltrations ont été d'abord petites et ont paru n'incommoder que peu le malade ; mais elles ont crû ; puis elles sont devenues très douloureuses, aussi bien à la pression, aussi bien d'une manière spontanée, particulièrement en hiver, pour survenir enfin sous forme d'accès. Le malade était encore tourmenté par une démangeaison très forte. Sur la peau de la face rugueuse, apparaît particulièrement sur la joue gauche, une formation nouvelle partiellement disséminée à la surface et partiellement développée sous la forme de quelques nodosités très dures, isolées. Les nodosités et infiltrations sont revêtues par un épiderme intact, et montrent par places une coloration un peu plus sombre. Certaines sont particulièrement transparentes, très sensibles à la pression, et mobiles seulement avec la peau ; elles se trouvent en plus grande quantité sur la moitié gauche de la face ; elles apparaissent aussi sous la forme de nodosités en sphères aplaties, isolées, et jusqu'à la grosseur d'un pois, sur la moitié gauche du front, où elles paraissent correspondre au trajet du nerf sus-orbitaire ; mais il y en a beaucoup moins sur la moitié droite du visage.

L'examen microscopique a montré, par les préparations colorées par les diverses méthodes, que les nodosités étaient formées de fibres musculaires (*lisses*), placées principalement dans la partie réticulée et s'entre-croisant dans toutes les directions,

OBSERVATION V

Ueber multiple Dermatomyome, von Hofrath Professor Neumann in Wien. (*Archiv für Dermatologie und Syphilis*, 1897.)

A. Sh., vieille femme de cinquante-quatre ans, anémique, amaigrie, faible d'esprit, fut admise à la clinique pour une syphilide ulcérée de la racine du nez.

L'examen de la peau montre disséminées sur la face externe de l'avant-bras gauche, des nodosités de la grosseur d'un plomb de chasse à un petit pois, élevées au-dessus de la peau, les unes rondes, les autres elliptiques: lisses, brun clair à la périphérie, plus clair au centre; nettement délimitées, incrustées dans la peau, mobiles avec elle, dures, elles ne sont douloureuses ni spontanément, ni à la pression du doigt.

Abstraction faite de la coloration, le revêtement épidermique ne diffère nullement de l'entourage. Les parties de la peau situées entre les efflorescences ne présentent rien d'anormal à l'excitation thermique ou tactile.

L'aspect général, comme le dit Besnier, rappelle l'urticaire papuleuse.

Sur la surface interne de l'avant-bras droit se trouvent trois efflorescences de la grosseur d'un pois, colorées en rouge à la périphérie; sur la peau du dos, de nombreuses efflorescences disséminées, ayant la grosseur d'un grain de millet à un pois, et tout à fait semblables pour le reste à celles qu'on a décrites précédemment.

OBSERVATION VI

Léiomyome cutané par Ch. F. White

Annales de dermatologie et de syphilis, 1899.

Un homme de quarante cinq ans, bien portant et sans antécédents pathologiques, porte une soixantaine de petites tumeurs disséminées sur la joue droite et le côté droit du cou. La plus ancienne de ces tumeurs date de quatre ans, et depuis lors elles se sont graduellement multipliées. Leur volume varie d'une tête d'épingle à un pois; elles sont toutes dures et offrent la consistance d'une kéloïde; les plus petites sont roses ou rouges, elles sont d'autant plus pâles qu'elles sont plus volumineuses, et les plus grosses sont presque blanches, avec un sommet lisse et luisant; toutes ces tumeurs sont parfois le siège de douleurs très vives, soit spontanément, par crises, soit sous l'influence du froid; le malade compare cette sensation à celle d'un fer chaud qu'on lui passserait sur la figure.

L'examen microscopique a porté sur trois tumeurs excisées. L'épiderme est aminci et étalé, avec quelques altérations de dégénérescence cellulaire; les papilles sont écartées, abaissées. Au-dessous de l'épiderme et le séparant de la tumeur, se trouve une couche de tissu conjonctif mince, avec des vaisseaux dilatés, entourés de quelques cellules plasmatiques ou de mastzellen; le réseau élastique y a presque disparu, à l'exception de quelques grosses fibres.

Le néoplasme lui-même occupe toute la partie moyenne du derme, qu'il remplace; il est bien limité, formé exclusivement de fibres musculaires *lisses* et enchevêtrées dans tous les sens; les unes paraissent tout à fait normales, d'autres présentent des signes de dégénérescence; elles sont vacuolées ou se colorent mal par les réactifs. On y trouve quelques petits vaisseaux sanguins entourés d'une gaine conjonctive, mais il n'y a en somme que très peu de tissu conjonctif dans la tumeur. La coloration par les méthodes de Weigert ou de Pal n'y a pas montré de nerfs.

OBSERVATION VII

Zur Kenntniss der multiplen Myome der Haut.
(Dr S. Jadassohn. Assitenzarzt. Breslau. *Virchow's Archiv*, 1890).

V. A., femme de trente-sept ans, s'est présentée à la clinique pour une syphilide tubéro-serpigineuse.

Son affection syphilitique n'a pour nous aucun intérêt; voici les renseignements que nous donne la malade.

Aussi loin que remontent ses souvenirs, elle a toujours remarqué une modification particulière de la peau de son bras droit.

Sa mère lui a, en outre, raconté que cette lésion aurait débuté à la fin de sa première année, à la suite de sa vaccination.

La malade se souvient que c'est surtout à l'âge de sept ans, alors qu'elle allait à l'école, que la lésion était le plus nette. Depuis cette époque, elle prétend avoir senti, surtout l'été, une vive démangeaison, se localisant de préférence au coude, démangeaison qui a totalement cessé depuis cinq ou six ans.

Actuellement, ni dans les années précédentes, la lésion n'a jamais été douloureuse.

La malade se souvient également que, même pendant les années de son enfance, la tumeur unique ne s'est jamais étendue; depuis cinq ou six ans, au contraire, elle aurait noté la disparition, au bras et au coude d'un certain nombre de nodules même assez gros. Elle a enfin l'impression que les nodules actuellement persistants ont beaucoup diminué de volume.

Rien dans les antécédents héréditaires ou personnels ne nous éclaire sur l'affection actuelle.

Cette femme, abstraction faite de son affection syphilitique, est bien portante, quoique un peu délicate. La peau frêle et souple ne présente, en dehors des lésions du bras qui nous occupent, que des cicatrices de petite vérole. Du côté de l'extension, depuis le milieu du bras droit jusqu'à la région du poignet, on note des efflorescences, variant du volume d'une tête d'épingle à celui d'un pois; les unes rondes, les autres ovales parallèles à l'axe du membre, efflorescences de couleur rouge devenant plus foncées sous l'influence du froid. A l'avant-bras seulement, quelques-unes se dirigent du côté de la flexion. Au bras, on remarque un espace large comme la paume de la main où elles sont serrées, ne laissant entre elles que d'étroites bandes de peau normale. Çà et là, quelques nodosités sont disposées en lignes obliques, formant par places, des bandes longues de 1 centimètre.

Ces nodosités reposent sur la peau normale au-dessus de laquelle elles font des saillies plus ou moins élevées.

On ne trouve nulle part de nodules plus gros : ce sont, au contraire, les lésions initiales qui sont les plus nettes. Les nodules les plus petits, de couleur claire, mais présentant la consistance dure de l'ensemble de la lésion, se trouvent accumulés à la périphérie de la région atteinte.

Et ici, l'on peut constater avec évidence que le nodule s'est développé aux dépens d'un follicule pileux, car de chacune de ces formations on voit sortir un poil follet.

Si l'on observe le bras dans la région où, d'après la malade, les efflorescences auraient disparu, on remarque des points qui font songer à une involution : un espace de la dimension d'un pois, très légèrement coloré, faisant une saillie à peine appréciable, voilà ce que la malade nous montre comme étant la trace des nodules disparus. On observe au coude quelque chose de semblable.

On ne note aucun trouble subjectif ni objectif de la sensibilité. Une pression même forte, au niveau des lésions, ne provoque pas de douleur notable.

OBSERVATION VIII (résumée).

Zur Kentniss der multiplen Myome der Haut
Von Dr Jadassohn zu Breslau.

Il s'agit d'une femme qui présentait sur le membre supérieur droit nombre de nodules variant de la tête d'une épingle à la grosseur d'une lentille ; chez cette malade, on notait des accès douloureux des plus pénibles.

L'examen histologique de quelques-unes de ces tumeurs montra qu'elles étaient constituées dans les deux cas par des *muscles lisses*. Ces amyomes avaient pris leur origine dans les deux cas, dans les muscles *arrectores pilorum* et les coupes démontrèrent dans chaque myome la présence d'un follicule pileux.

OBSERVATION IX

Ein Fall von multiplen Dermatomyomen an der Nase, von Dr Karl Hess, assistenten am pathologischen Institut in Heidelberg. *Virchow's Archiv für pathologische Anatomie und Physiologie*, 1890. Band CXX. Zweites Heft.

Demoiselle de dix-neuf ans, chez laquelle les « verrues » étaient survenues au nez à l'âge de trois ou quatre ans. Elles ont crû lentement. Il y a déjà huit ans que la malade avait été soignée par un chirurgien connu, de Munich, qui brûla cette excroissance, mais avec un faible résultat. Il déconseilla une seconde opération, probablement dans l'opinion qu'il s'agissait d'une chéloïde.

Jamais de douleur, ni sensation d'aucune sorte. Voici quel était l'état avant l'opération.

Des nodosités de la grosseur d'un fort grain de chanvre sont groupées très serrées à la pointe du nez, et plus espacées sur le côté droit. Elles sont situées dans la peau, de telle sorte que l'épiderme est moutonné mais intact ; elles sont dures au toucher, blanc-jaunâtre, un peu transparentes ; il n'y a qu'une tendance à l'augmentation des vaisseaux au voisinage.

L'opération fut faite en deux séances. Dans la première, furent excisés sur le côté du nez deux lambeaux de peau elliptique avec des verrues. Dans la seconde on vit que, déjà après une petite incision sur le sommet des petites tumeurs, on réussissait à les enlever avec la sonde cannelée.

La préparation anatomique montrée à l'Institut pathologique consistait en un lambeau de peau de 20 millimètres et en un autre de 16. Le premier possédait, dans la partie la plus épaisse, 5 millimètres, l'autre 6. Sur la surface de section des deux lambeaux, on observait environ une demi-douzaine de petites nodosités incluses, de la grosseur d'un grain de millet à une lentille. Elles siégeaient sous l'épiderme, dans le chorion. Au-dessus des plus grosses nodosités, la surface extérieure de la peau était un peu bombée ; les plus petites et celles qui siégeaient un peu plus profondément ne causaient manifestement aucune inégalité de la surface extérieure.

Les nodosités enlevées à la sonde cannelée dans la deuxième séance, étaient à peu près au nombre de 12, et offraient les mêmes dimensions.

En général, elles étaient arrondies et portaient de petits appendices allongés en forme de chevilles. Quelquefois deux ou trois de ces nodosités étaient collées les unes aux autres par ces appendices, de façon à former de vrais tubercules. La couleur des nodosités était jaune livide, presque blanc, brillant, leur consistance dure et élastique.

Les deux grands lambeaux furent durcis dans l'alcool, les petites nodosités isolées dans le liquide de Müller, puis incluses dans la celloïdine et mises en coupe. Sur les préparations microscopiques des grands lambeaux excisés, on constatait l'état suivant :

Les nodosités incluses consistent en traînées de fibres musculaires *lisses*, irrégulièrement entrelacées et courant dans différentes directions. La section les atteignait tantôt horizontalement, tantôt transversalement, tantôt obliquement.

A l'intérieur, les petites tumeurs ne paraissent pas pénétrées par du tissu conjonctif et semblent pauvres et même complètement dépourvues de vaisseaux. A la périphérie, la vascularisation est plus abondante. La musculature de ces vaisseaux périphériques est fortement développée, et se continue immédiatement dans la traînée de fibres de la masse de la tumeur. Certaines places indiquent qu'il a pu y avoir antérieurement plus de vaisseaux au milieu des petites tumeurs, car on observe par place des traînées de fibres musculaires d'un parcours spécial et annulaire. On ne peut voir à la vérité une lumière centrale et un endothélium décelable avec sûreté ; cependant on ne semble pas devoir écarter l'hypothèse que, par la croissance des fibres musculaires, la lumière ait été amenée de plus en plus à disparaître.

Le phénomène doit être sûrement rapporté à une compression de la part de la musculature, attendu que les plus grandes tumeurs sont entourées d'une couche circulaire de tissu conjonctif, dont les fibres sont presque parallèles, et qui offre l'aspect d'une capsule.

Qu'il s'agisse ici manifestement d'un déplacement latéral du tissu assez raide de la peau, c'est ce que prouve ce fait, qu'au voisinage des tumeurs plus petites une formation capsulaire nettement développée n'existe pas encore, et ainsi on ne peut déceler une nouvelle formation de tissu conjonctif.

L'action comprimante de la part de la masse de la tumeur se manifeste particulièrement nettement sur le corps papillaire, qui, immédiatement au-dessus des plus grandes tumeurs, offre un aplatissement ; de même, les racines des poils et les glandes de la peau du voisinage sont repoussées latéralement.

L'allure des vaisseaux de la peau en dehors des tumeurs explique la production du néoplasme. Partout les vaisseaux sont très nettement visibles, et surprennent assez souvent par une couche musculaire fortement développée. Sur des places assez nombreuses se montre un épaississement de la paroi, occasionné par un accroissement des fibres musculaires.

Celui-ci ne se trouve que sur un côté, ou bien se laisse voir sous forme d'anneau sur les vaisseaux à coupe transversale.

Avec un développement plus fort, les fibres musculaires pénètrent d'une façon diffuse dans le tissu conjonctif environnant, et s'y dispersent d'une manière irrégulière; mais dans d'autres places elles s'en séparent nettement.

Ces dernières formes peuvent bien être regardées comme le stade du début des tumeurs circonscrites, précédemment décrites. On ne peut décider d'une façon sûre si ces rayonnements diffus des fibres musculaires conduisent ensuite aussi à la formation de nodosités déterminées. Nulle part, dans le néoplasme, on n'a pu trouver que les arrectores pilorum aient été intéressés.

Les petites nodosités enlevées à la sonde cannelée se montrent, au microscope, constituées de la même façon par des fibres lisses. La méthode de Weigert et la coloration au chlorure d'or de Freud permettent de reconnaître à l'intérieur des tumeurs un nombre modéré de fibres nerveuses.

OBSERVATION X

(Par A. Passalacqua, *Riforma medica*. Naples 1890.)

Observation d'une tumeur développée au-devant du tiers supérieur du tibia. chez une femme de trente-deux ans; la tumeur remontait à douze ans; elle avait eu d'abord le volume d'une cerise puis avait atteint celui d'un œuf de poule.

Entourée d'une capsule fibreuse qui envoyait des prolongements dans son intérieur, cette tumeur était formée de faisceaux de fibres musculaires *lisses* entre-croisées et entremêlées d'une petite quantité de tissu conjonctif.

Elle était développée aux dépens de la couche musculaire profonde de la peau (myomes dartoïques de E. Besnier).

OBSERVATION XI

Note sur une léiomyome solitaire de la peau par M. Ch. Audry (Toulouse). *Annales de dermatologie et de syphilis* 1988.

Voici une observation pour servir à l'histoire clinique et histologique des myomes de la peau.

Une robuste jeune femme de trente-deux ans se plaignait d'une petite tumeur qui occupait la peau du bras gauche au niveau de l'insertion deltoïdienne et sur la face postérieure du membre. Elle ne savait pas du tout à quoi en attribuer l'origine et savait seulement qu'elle la portait depuis plus de dix ans; elle ignorait du reste si elle l'avait auparavant. A cette époque elle était constituée par un petit grain, qui s'était accru avec une extrême lenteur. Il n'y avait jamais eu de douleurs vives, cependant la tumeur était devenue un peu sensible depuis quelques mois.

Au point indiqué il y avait une petite néoplasie grosse comme un pois, enchâssée dans le derme. L'épiderme qui la recouvrait était au niveau de l'épiderme voisin. Cependant, il adhérait manifestement à la petite masse intradermique. Celle-ci était très superficielle. Arrondie, elle avait une consistance très ferme, élastique, sa couleur était celle de la gelée de pomme, c'est-à-dire d'un jaune brun, légèrement rougeâtre. Il n'y avait pas d'inflammation ni de vascularisation au pourtour, pas d'adhérences aux parties profondes.

Je pensai à un myome de la peau et l'excisai. Le nodule était composé par un tissu compact blanchâtre, fibroïde, baignant dans le tissu cellulo-graisseux. Il n'était pas enkysté.

Alcool. Essence de cèdre. Coloration par l'hématéine (éosine et picrofuchsine) le bleu polychrome (glycerinœthermischung, bleu, fuchsine orange au tanin) orcéine, picro-carmin de Ranvier L'orcéine avec le bleu polychrome et de picro-carmin de Ranvier donnèrent les meilleurs renseignements.

Epiderme. Un peu d'amincissement de la couche cornée et de la couche granuleuse. Eléidine normale, kératohyaline peu abondante. Espace périnucléaire des cellules malpighiennes très accusé.

Dans son ensemble, l'épithélium semble un peu épaissi aux dépens du corps muqueux, les papilles sont très prononcées.

Au demeurant, l'épithélium est sensiblement normal. Derme papillaire absolument sain.

Poils et glandes. Dans leur structure ils sont normaux, mais leur topographie présente des particularités remarquables.

La néoplasie étant globuleuse, apparaît circulaire sur les coupes; elle se rapproche de l'épiderme par son sommet, qui est d'ailleurs fortement aplati. Nulle part les poils et les glandes ne pénètrent dans le néoplasme même, mais sur les bords ils occupent leur étage normal. Au fur et à mesure qu'on se rapproche du pôle de la tumeur, le tissu conjonctif normal où ils baignent diminue d'épaisseur, et ils peuvent de moins en moins s'allonger. En fin de compte ils arrivent à disparaître presque complètement entre la tumeur et l'épiderme; cependant, dans la mince couche de tissu cellulaire sous-jacente à l'épithélium, on retrouve en deux ou trois points des poils, avec leur gaine sébacée, fortement comprimée, repoussée en dehors, refoulée presque dans les papilles mêmes.

Ainsi le néoplasme nous apparaît comme développé au niveau ou un peu au-dessous du niveau des follicules pileux.

Tumeur. — La tumeur même baigne positivement dans le tissu conjonctif, dont rien ne la sépare d'une manière brusque et nette. Le tissu conjonctif est entièrement sain, complètement dépourvu d'inflammation, et avec un réseau élastique normal.

Examinées à un faible grossissement, les coupes, colorées à l'orcéine, offraient au niveau du néoplasme un premier caractère frappant, la raréfaction considérable du réseau élastique. Cette raréfaction s'annonce assez brusquement. Dans l'aile du néoplasme, on retrouve çà et là des travées élastiques dispersées, dissociées les unes dans les autres, encore robustes, non morcelées ni rongées, mais séparées par le tissu fondamental de la tumeur, tissu qui n'en présente point de traces.

Le tissu du néoplasme est formé par des éléments extrêmement allongés, tous plus ou moins parallèles, qui paraissent plexiformes sur les préparations montées dans la résine de Dammar, mais plus homogènes, plus denses sur les coupes colorées du picro-carmin et montées dans la glycérine. Ces éléments franchement fusiformes sont colorés en rose jaunâtre par le carmin, et leur noyau est également allongé et fusiforme. Ce sont des fibres musculaires *lisses*, faciles à distinguer des cloisons conjonctives qu'on retrouve encore dans l'intimité même du tissu néoplasique. Elles sont dirigées dans tous les sens, coupées sous deux angles variables et, dans quelques points, nettement et solidement fasciculées.

Cette masse musculaire baigne, comme on l'a vu, dans une atmosphère de tissu conjonctif ordinaire très mince du côté du tissu cellulo-graisseux. Elle n'a évidemment aucune connexion avec les organes profonds.

Il est extrêmement probable qu'elle représente une hypertrophie des arrecteurs des poils, peut-être d'un seul poil disparu ou refoulé. Sur la marge, en un point, on voit manifestement une bande de fibres lisses se dégager, plonger en plein tissu cellulaire, et aller s'appliquer sur une gaine pilo-sébacée. Il n'y avait pas de vaisseaux dans le tissu néoplasique.

OBSERVATION XII

Myome de la peau (Max Herzog),

Annales de dermatologie et de syphilis, 1899.

Homme de quarante-cinq à cinquante ans, portant sur la joue une petite tumeur large de 1 centimètre, non ulcérée, faisant corps avec la peau, douloureuse, à développement très lent.

La tumeur est formée de faisceaux de fibres musculaires *lisses*, entremêlées. Sur plusieurs préparations, on peut constater que le néoplasme provient des muscles pilaires; l'épiderme qui surmonte la tumeur est tendre, lisse, aminci. Le néoplasme contient, outre les fibres musculaires, des lymphocites mononucléaires, des mastzellen et beaucoup de fibres élastiques

OBSERVATION XIII

Ein Fall von Leiomyoma subcutaneum congenitum nebst einigen Notizen zur Statistik der Geschwülste bei Kindern, von Dr Serg Marc, Arsistenzart am Kinderhospital des Prinzen Peter von Oldenburg, in Saint-Pétersbourg *(Virchow's Archiv. für pathologische Anatomie und Physiologie*, 1891, Band CXXV, drittes Heft).

Le 16 juillet 1890, fut apportée dans la section de chirurgie une petite fille de trois semaines, Olga S..., fille d'un sous-officier, qui avait une tumeur congénitale dans la région postérieure de la tête.

D'après la mère, Olga est son quatrième enfant ; le premier est parfaitement sain ; la dernière grossesse a été normale. Pas de traumatisme (Verletzung) sur l'abdomen. Délivrance facile et en temps normal.

Père et mère sains ; autant que la mère le sait, personne dans la famille n'a jamais eu de tumeurs.

A la naissance (il y a trois semaines), la tumeur offrait les mêmes dimensions que le 16 juillet. Au cinquième jour, la peau commença à saigner sur le pôle de la tumeur et de plus en plus fort. A ce qu'il paraît, l'enfant n'est pas incommodée de la tumeur, tranquille, tétant bien, avec un bon état général.

Constitution et développement normal ; la mère l'allaite. Le tissu graisseux sous-cutané est normalement développé, le squelette aussi ; la grande fontanelle est normale, nullement saillante. Les organes internes sont normaux.

Le néoplasme siège sur le derrière de la tête, un peu à gauche de la ligne médiane, immédiatement au-dessus de la protubérance occipitale externe. La grosseur est à peu près celle d'une mandarine ; elle est cylindrique, avec une base large, nettement délimitée et arrondie ; toute la tumeur est dirigée un peu vers le bas et la ligne médiane.

Les deux diamètres à la base sont de 3 cm. 50; la hauteur de la tumeur est de 3 centimètres.

La peau est normale à la base ; sur le pôle elle est fortement tendue, livide, paraissant amincie ; elle est légèrement ulcérée et pigmentée par places. Les petits poils follets, très épais, très serrés à la base, sont rares sur le sommet. La surface, généralement unie, a sur le pôle quelques mamelons de la grosseur d'une noisette.

La consistance est uniformément dure, presque pas élastique ; la tumeur est nettement mobile dans toutes les directions, comme glissant sur une surface unie dont elle est détachable avec la peau. A la base, la peau semble un peu mobile sur la tumeur et adhérente au sommet. La palpation n'est pas douloureuse, car l'enfant ne pleure pas ; l'occipital, de même que tout le crâne, ne présente rien d'anormal. Les ganglions lymphatiques de la nuque, du cou, de l'aisselle ne sont pas hypertrophiés,

Comme je voulais observer la croissance de ce néoplasme, et qu'il n'y avait pas à se hâter pour l'opération, je conseillai à la mère de soigner la tumeur avec de l'acide borique à 3 pour 100, de l'iodoforme, et de me présenter l'enfant de temps en temps.

Quelques jours après on me ramena la petite fille. La tumeur saignait beaucoup ; l'ulcération du sommet s'était agrandie et l'hémorragie capillaire était considérable. D'après le conseil du Dr Hénocque je fis une application au pinceau d'une solution d'antipyrine à 20 pour 100. L'hémorragie diminua ; le sang prit une apparence sang-dragon et plus foncé, couleur *Solférino*.

31 juillet. — La mère revient avec l'enfant, priant de ne pas différer l'opération, car la tumeur s'accroissait toujours ; les hémorragies se répétaient et l'enfant s'agitait.

En entrant à l'hôpital, l'enfant pesait 4 kg. 105 grammes. Longueur du corps, 57 centimètres. Age, cinq semaines.

L'accroissement de la tumeur accusé par la mère fut constaté à la mensuration. Le diamètre longitudinal de la base avait crû de 4 millimètres, et la hauteur de la tumeur de 5 millimètres, pendant les trois dernières semaines. L'hémorragie était de plus en plus forte. Température, le soir, subfébrile.

7 août. — Je fis l'opération en présence du Dr Rauchfuss, à qui je dois plusieurs conseils précieux pour la description de ce cas.

Anesthésie avec 2 grammes de chloroforme; sommeil tranquille.

Comme la tumeur croissait manifestement à travers la peau, j'ai dû sacrifier celle-ci. Je fis donc deux incisions demi-elliptiques tout autour de la tumeur, à travers la peau et le tissu graisseux sous-cutané. Quand j'arrivai à la capsule, qui se manifesta sous la forme d'une membrane épaisse, fibreuse, blanchâtre, je pus facilement l'extirper, en partie avec les ciseaux de Cooper et en partie avec le couteau, avec une grosse hémorragie. On put recoudre les bords de la plaie sans traction, par une suture à boutons au fil de soie. Un tampon d'iodoforme fut mis dans la partie inférieure de la plaie. Pansement au thymol Marly.

Immédiatement après l'opération, la température monta à 39°3, les trois jours suivants elle fut subfébrile; l'enfant ne fut agitée que la première nuit.

11 août. — J'enlevai la suture de la plaie guérie par première intention.

15 août. — J'enlevai le tampon; je saupoudrai d'iodoforme la cavité existante et je laissai partir la mère et l'enfant.

Fin août, on voyait à la place de la tumeur une petite cicatrice à peine visible.

La petite fille est actuellement bien portante (mois de septembre).

Environ un quart d'heure après l'ablation de la tumeur, je la mis telle quelle dans l'alcool à 98 degrés, où elle resta jusqu'à fin août, après plusieurs changements. C'est seulement alors que je me mis à son examen, avec l'aide obligeante du Dr G. Tschochin, qui m'a beaucoup facilité le travail.

La surface de section en long est de 31 millimètres, en travers de 35 millimètres. Elle est unie, d'un blanc mat; on voit courir à la surface, dans diverses directions, des filaments blancs. A quelques endroits, spécialement au milieu, on voit quelques ouvertures punctiformes très rapprochées. La surface de section est entourée de peau de trois côtés; sur le quatrième, l'interne, par lequel la tumeur pénétrait dans la profondeur du pannicule adipeux, la capsule blanche fait saillie; si l'on regarde la tumeur de ce côté (de derrière pour ainsi dire), on remarque que sa capsule est entourée d'une couche épaisse de tissu graisseux sous-cutané. Plus on s'approche du pôle, plus la peau s'amincit et plus le tissu graisseux sous-jacent diminue. La peau amincie du pôle est ulcérée superficiellement.

Pour préparer des coupes microscopiques, j'ai mis des morceaux dans la celloïdine. J'ai coloré les coupes à l'hématoxyline (Ehrlich), au picrocarmin (Ranvier), au carmin d'alun (Greunacher), en colorant ultérieurement avec le carmin d'indigo; avec la safranine (1 dans 100 d'alcool, + 200 d'eau) avec décoloration consécutive par l'alcool acidifié, avec solution de lapis à 0,4 pour 100, et enfin avec 1 pour 100 de chlorure d'or d'après Carrard. Cependant ces dernières préparations ne réussirent pas. On les conserva dans le baume de Canada.

Toutes les coupes ont la même apparence au microscope, même prises à différents endroits de la tumeur. Des paquets de cellules étroites, fusiformes, avec de longs noyaux en forme de bâtonnets, se présentent tantôt en coupe longitudinale, tantôt en transversale. Ces derniers ont l'aspect de corpuscules ovoïdes ou polygonaux, finement ponctués avec un point plus volumineux (section des noyaux) ou bien en sont dépourvus et rappellent vraiment la mosaïque épithéliale telle que Lavdowsky l'a décrite.

Sur les coupes longitudinales des paquets, les cellules sont si serrées qu'il est impossible de distinguer les limites; mais dans quelques places où le tissu est moins serré, on peut voir aussi des cellules avec des extrémités allongées et ramifiées.

Sur les coupes transversales, les limites des cellules sont très nettes; entre les paquets, on voit de petites cavités de contours différents, tantôt arrondies, tantôt allongées et étroites. Par places, elles communiquent entre elles; elles n'ont pas de paroi propre; mais elles sont séparées des éléments de la tumeur décrite par une simple couche de cellules endothéliales, plates, lesquelles, d'ailleurs, ne se distinguent pas partout nettement. et dont les noyaux font un peu saillie par places dans les cavités. La plupart de ces dernières sont vides, les autres sont remplies de caillots incolores, finement granulés.

Dans le tissu de la tumeur se présentent fréquemment de longues bandes consistant en corpuscules arrondis très serrés, qui se colorent d'une façon très intense. Ces bandes se partagent dichotomiquement ou donnent des ramifications secondaires. Immédiatement à côté d'elles sont des paquets de cellules caractéristiques de la tumeur. Ces bandes consistent manifestement en cellules endothéliales de vaisseaux, libres *(gequollenen)* et comprimées par le néoplasme.

Les vaisseaux sanguins normaux sont très rares dans le tissu de la tumeur, et sont des capillaires seulement.

Je n'ai pas trouvé d'éléments nerveux dans mes préparations.

Les paquets de cellules se coloraient en jaune paille avec le picro-carmin, et leur noyau en rouge.

Une solution de potasse caustique à 40 pour 100, dans laquelle je plaçais de petits morceaux de la tumeur, isolait les éléments cellulaires, qui se présentaient ensuite comme des corpuscules allongés et ovoïdes, avec des extrémités pointues fréquemment tordues, et avec un noyau allongé.

Ces deux réactions caractéristiques me montrèrent que j'avais affaire à une tumeur musculaire à *fibres lisses* qu'on pouvait appeler simplement *Liomyome*, à cause de la faible teneur en tissu conjonctif.

Les cellules musculaires diffèrent de grandeur aux diverses places. Fréquemment, on voit des paquets hypertrophiés et d'énormes cellules avec de grands noyaux même tordus. D'un autre côté, conformément à la description de Virchow, « il se trouve assez fréquemment de forts paquets constitués tout entiers par de fines cellules musculaires et qui donnent nécessairement l'idée d'une prolifération ».

Les noyaux diffèrent non seulement en grandeur, mais encore en forme : tantôt leur largeur est égale à leur longueur, tantôt le milieu est plus large et il se forme un fuseau ou une forme ovale.

La couche périphérique du noyau s'aperçoit nettement; deux à trois nucléoles, groupés en série, comme Arnold le décrit, se présentent assez fréquemment.

Bien que la tumeur n'ait pas été coupée en morceaux, *zerstückelt*, comme cela aurait été nécessaire pour la fixation normale des noyaux des figures kariokynétiques dans les cellules musculaires, sur lesquelles le Privat Docent N. Uskoff a appelé mon attention en examinant ma préparation, s'aperçoivent presque partout dans le champ du microscope, et sont le plus nets avec la safranine. J'ai vu très fréquemment la figure du « Peloton lâche », puis des « étoiles » et des « couronnes », très souvent la « Metakynèse », et seulement une fois ou deux des « noyaux filles » *(Tochterkerne)* déjà divisés en forme de pelotons; je n'ai pas aperçu le rayonnement *(Durchschnürung)* du protoplasma des cellules lisses.

A la base de la tumeur, la peau est tout à fait normale; épiderme et chorion avec capillaires très larges, lesquels, on le sait, sont plus larges chez les enfants que chez les adultes.

Rien de particulier dans les glomérules de la sueur et leurs canaux; les follicules pileux, avec les glandes sébacées et les muscles *arrectores pilorum*, sont de grandeur normale.

Mais dans le tissu cellulaire sous-cutané, les vaisseaux sanguins sont hypertrophiés, ce que l'on voit très bien sur les coupes transversales, où l'épaisseur de la muscularis est tout à fait extraordinaire. Plus on s'approche du pôle de la tumeur et plus mince devient la couche du pannicule adipeux, jusqu'à ce qu'il disparaisse complètement comme repoussé par la croissance rapide du néoplasme. Au voisinage du pôle, les papilles du derme s'aplatissent, de telle façon que les cellules de la couche de Malpighi semblent reposer sur une surface plate. Sur le pôle de la tumeur, la peau a presque complètement disparu; là les paquets de muscles s'approchent de la surface, et tout le tissu est fortement infiltré de leucocytes; les capillaires sont agrandis, et il y a de larges espaces remplis de caillots sanguins. Les coupes de la partie interne de la tumeur, faites à travers la capsule, montrent que celle-ci consiste en tissu conjonctif, qu'elle est riche en vaisseaux et en cellules graisseuses, qu'elle n'est pas large, et qu'elle va en s'amincissant vers le pôle et disparaît complètement.

OBSERVATION XIV

(Annales de dermatologie et de syphiligraphie (1897), Société anatomique de Paris, *séance du 16 octobre 1896.)*

Énorme dermato-myome de la cuisse. Dégénérescence sarcomateuse.

M. Mermet présente une tumeur du volume des deux poings, remontant à plus de quinze ans, enlevée à la partie supérieure de la cuisse droite chez une femme de soixante-dix ans; cette tumeur pédiculée, irrégulière, bosselée, multilobée, présentait deux grandes ulcérations fongueuses.

A l'examen histologique, elle est formée de tissu musculaire *lisse*, en voie d'altération et de dégénérescence en certains points; dans les endroits non dégénérés, elle a déjà des allures de malignité, marquées par la prolifération extrême des cellules et la division de leurs noyaux; dans les points pigmentés ou en voie d'ulcération, elle présente les caractères du sarcome. En l'absence de muscle peaussier lisse à la cuisse, il y aurait quelque vraisemblance que cette tumeur ait été primitivement vasculaire et la dégénérescence du néoplasme s'accorde bien avec cette, hypothèse.

OBSERVATION XV (inédite).

(Service de M. le professeur agrégé Vallas).

Sarcome cutané de la région sus-claviculaire.

C..., Evariste, cinquante-cinq ans, cultivateur, entre dans le service de M. le professeur agrégé Vallas le 8 novembre 1899. A dix-huit ans, il eut la fièvre typhoïde, vers la fin de laquelle il eut un abcès du creux sus-claviculaire gauche qui perça tout seul. Il resta dehors un petit bourgeon charnu, indolore, qui fut vingt-deux ans sans croître. Au bout de ce temps (1874), ce petit bourgeon fut fortement écorché et c'est depuis lors que, dit le malade, la tumeur commença à apparaître. Il se la fit cautériser à plusieurs reprises au nitrate d'argent, et il fut même opéré une fois.

Actuellement, on voit un gros bourgeon de la grosseur d'une mandarine, situé au-dessous du creux sus-claviculaire droit. Cette tumeur est entourée, à sa partie supérieure et inférieure, par de petits bourgeons qui recouvrent le creux sus-claviculaire et s'étendent même jusqu'au sillon delto-pectoral. On trouve des ganglions dans les deux creux axillaires; mais ils sont plus développés à gauche.

Le malade fut opéré le 11 novembre 1899.

Incision circulaire. Ablation de la tumeur sans curage de l'aisselle. Suture forcée.

Le malade sort le 26 novembre 1899. La réunion est à peu près complète, sauf au centre, où restent de petits bourgeons qu'on laisse réunir par seconde intention.

Le diagnostic histologique fait par M. le professeur agrégé Paviot est : *léiomyome d'une certaine malignité.*

10 novembre 1900. — La plaie a été vite cicatrisée ; il n'y a aucune apparence de récidive, pas de douleur. Le malade est enchanté et travaille aujourd'hui comme le premier venu.

OBSERVATION XVI (inédite).

(Service de M. le professeur agrégé Vallas).

Cette observation a rapport à un malade qui a été présenté à la Société de chirurgie de Lyon, à la séance du 29 juin 1899, avec le diagnostic de neurofibromatose. (*Lyon médical* du 24 septembre 1899).

Fibro-sarcome de la paroi thoracique Léiomyome cutané.

B... Jacques, soixante-dix ans, sabotier, entre dans le service de M. le professeur agrégé Vallas, le 25 juin 1899.

La tumeur a débuté il y a cinquante ans; elle a été opérée cinq fois, 1852, 1859, 1873, 1880, 1890, elle a récidivé cinq fois, la récidive ne se faisait pas attendre, environ cinq ou six mois après l'opération. Le volume de la tumeur était variable; en 1873 elle pesait 1200 grammes. Elle ne s'est jamais accompagnée d'un mauvais état général.

Actuellement, malade vigoureux, présentant une tumeur de la grosseur d'une tête de fœtus, en dedans et au-dessous du mamelon gauche. Cette tumeur se trouve en avant d'une longue ligne cicatricielle représentant les incisions précédentes. De plus, au-dessus de la tumeur se trouve un autre petit noyau. La tumeur est non adhérente au plan profond. La peau n'est pas rétractée ; elle est violacée, et, au sommet, on a la rénitence d'un kyste. Le noyau accessoire ne présente pas cette teinte violacée de la peau On remarque de plus, sur les avant-bras et sur les cuisses, de petits nodules cutanés qui sont de petits lipomes. Quelques ganglions engorgés dans le creux de l'aisselle. Etat général excellent.

1er juillet 1899. — Ablation de la tumeur. Suture forcée.

17 août 1899. — Cicatrisation presque complète. Pas de gêne. Le diagnostic histologique est léiomyome de faible malignité.

L'examen histologique, pratiqué par M. le professeur agrégé Paviot, ne laisse aucun doute sur la nature de la tumeur. C'est une tumeur du tissu musculaire lisse.

Soulevant l'épiderme, dont les bourgeons interpapillaires sont ou déformés ou déplissés, est une masse constituée exclusivement par des éléments cellulaires fusiformes très durcis et tourbillonnants. La plupart de ces cellules sont réduites à un mince fuseau protoplasmique et à un noyau en bâtonnet ; mais par points, certaines de ces cellules prennent autour du noyau une substance striée en long, se colorant en rouge acajou. Ces îlots déterminent d'une façon définitive la nature musculaire lisse. Serrés çà et là dans la masse du léiomyome, sont soit des tubes sudoripares, soit des glandes sudoripares.

Il n'y a aucun élément nerveux décelable.

En somme, léiomyome cutané, de faible malignité comme le montrent ces îlots de fibres cellules adultes rencontrés çà et là ; la situation montre aussi que son point de départ et son extension se font aux dépens des *arrectores pilorum*.

A la Société de chirurgie de Lyon, M. Gangolphe fit le diagnostic de sarcome pour la tumeur récidivée, et probablement de lipomes pour les autres. M. Augagneur croit que la tumeur principale n'est pas de même nature que les tumeurs éparses qui sont des lipomes.

M. Vallas fait le diagnostic de neuro-fibromatose généralisée de Kölliker.

22 novembre 1900. — Nous recevons des renseignements du malade.

Dans sa famille lui seul a des tumeurs. Son mal l'a fait exempter du service militaire. A cette occasion, le médecin major, après l'avoir fait tousser par trois fois, lui aurait dit qu'il pouvait se faire opérer tant et plus, le mal reviendrait toujours.

Le malade a d'abord été opéré dans son pays, puis trois fois à Saint-Etienne.

Il est obligé de se faire opérer tous les sept ou huit ans.

Il se porte bien, mange bien et dort bien.

Les lipomes sont stationnaires, et ne le font pas souffrir.

Mais il sent, dans la région ou siégeait la tumeur, à des moments donnés, des points ou des picotements qui le font assez souffrir. Nous ne savons pas si la tumeur a commencé à récidiver ; le malade dit que la dernière opération ne lui a pas enlevé tout le mal.

OBSERVATION XVII (inédite).

(Service de M. le professeur agrégé Nové-Josserand).

Sarcome de la peau siégeant à la région thoracique postérieure, développé sur un nœvus congénital.

C... Pierre, quatorze ans, entre le 22 janvier 1900, salle Saint-Pierre.

La mère se porte bien, Son père est mort il y a quatre ans d'une pleurésie. Deux sœurs qui se portent bien.

Nourri au sein. Marche à quinze mois. Pas de passé pathologique. Les parents avaient remarqué que l'enfant portait une envie depuis sa naissance, à l'endroit même où siège la tumeur actuelle.

Celle-ci se serait développée depuis huit mois seulement. Son volume, d'abord comme une cerise, aurait progressivement augmenté. Son évolution se serait accompagnée, tout à fait au début, de crises gastriques indéterminées, survenant le soir et qu'une cuillerée d'eau-de-vie calmait Elles auraient duré une quinzaine de jours environ.

Actuellement, l'examen du jeune malade montre une tumeur ovalaire à grand diamètre vertical. Elle siège au niveau des quatre dernières vertèbres dorsales. Son point d'implantation se fait légèrement en dehors de la ligne épineuse. La tumeur elle-même est en grande partie située à gauche de la ligne médiane.

Un quart seulement dépasse du côté droit. Elle est de couleur rouge vif, un peu violacée par places. A la palpation, elle offre une sensation de dureté assez spéciale, ni molle, ni ligneuse. Elle est lisse sur toute son étendue ; la peau est adhérente à la surface ; elle n'est pas réductible ; toutefois, par la compression en masse, on observe qu'elle devient blanche et que la surface se plisse. Cette blancheur persiste à peine quelques secondes. On a l'impression que les vaisseaux sont superficiels et se vident facilement. Pas de frémissement, pas de souffle, ni rien qui puisse faire songer à une tumeur vasculaire. Ni les efforts, ni la marche, ni la toux ne la modifient ; son volume est assez considérable.

Diamètre vertical	11	cent. 50
— horizontal	10	—
— antéro-postérieur	3	—
Circonférence	27	—

Elle est très nettement pédiculée ; son pédicule reproduit la forme de la tumeur ; il est environ de moitié plus petit. Si on essaye de la mobiliser, on voit qu'elle n'est pas adhérente aux parties profondes.

Sa température est plus élevée que celle des tissus avoisinants ; il y a une différence très accusée au toucher.

Elle est douloureuse à la palpation ; mais à un degré assez peu accentué. Tout autour on note un peu d'hyperesthésie de la peau, si l'on appuie avec le doigt, l'enfant dit qu'on lui fait mal.

Tout autour on note que les veines sont très dilatées ; elles se dessinent très bien sur la peau, et on a l'impression que leur volume est considérablement augmenté.

Si l'on soulève la tumeur on remarque, en effet, qu'elle est implantée sur un nœvus dont la plus grande partie a été soulevée par la tumeur. On en voit encore les traces tout autour du pédicule.

L'état général est resté parfaitement bon, l'appétit est conservé.

22 janvier 1900. — M. le docteur Tixier, chirurgien des

Hôpitaux, enlève la tumeur; il fait une incision circulaire s'étendant largement en dehors du pédicule. Dans le tissu cellulaire sous-cutané, on note la présence de veines dilatées qui saignent beaucoup. La tumeur n'est pas adhérente au niveau de son pédicule avec le plan profond. On suture la peau de façon à avoir une figure triangulaire. Un morceau de la tumeur est envoyé à l'examen histologique. L'examen macroscopique, sur une coupe, montre que le derme seul est vascularisé; le reste offre tous les caractères d'une tumeur sarcomateuse.

27 février 1900. — L'enfant part; la plaie est presque fermée.

Diagnostic histologique. — *Léiomyome* manifestement en évolution et comportant un pronostic très réservé au point de vue d'une malignité au moins locale.

15 novembre 1900. — L'enfant va très bien.

La grosseur enlevée n'a aucune tendance à revenir.

Examen histologique pratiqué par
M. le professeur agrégé Paviot.

La tumeur est tout entière constituée sur les coupes histologiques par des cellules fusiformes, le plus souvent en tourbillons de très faible amplitude. Ces cellules sont assez inégales entre elles, si l'on juge par les dimensions de leurs noyaux, qui, eux, varient du simple au triple entre deux cellules même voisines. Toutes ces cellules ont un protoplasma très finement granuleux, qui se termine en pointe effilée; elles sont toutes courtes, et dans le protoplasma n'apparaît nulle part la teinte rouge acajou de la substance contractile. Néanmoins cette morphologie cellulaire, la disposition tourbillonnante des éléments, l'absence de toute substance conjonctive interposée permet d'affirmer avec assez de sécurité que l'on a affaire à une tumeur musculaire lisse.

Elle est assez riche en vaisseaux; ceux-ci sont de nouvelle

formation pour la plupart, c'est-à-dire réduits à un endothélium et entourés d'un anneau de substance conjonctive rose pâle ; un certain nombre d'entre eux, toutefois, ont un anneau plus ou moins épais de fibres cellules rouge acajou. — L'infiltration de cellules fusiformes s'avance jusqu'en plein derme cutané, et celui-ci est à peu près respecté, bien que les papilles soient déplissées.

En somme, par tous ces caractères, la tumeur est manifestement en évolution, et comporte un pronostic très réservé au point de vue d'une malignité au moins locale.

OBSERVATION XVIII (inédite).

(Due à l'obligeance de M. Vincent, chirurgien major de la Charité.)

Ostéite tuberculeuse de la première phalange du deuxième orteil. Tumeur sous-unguéale du deuxième orteil.

V... Claude, neuf ans, entre le 3 août 1900 dans le service de M. le chirurgien Vincent, à la Charité.

L'affection a débuté il y a trois ans. Actuellement, la première phalange du deuxième orteil du pied droit est grosse, violacée, douloureuse à la pression. La palpation fait sentir un os augmenté de volume. La surface est ulcérée ; on ne constate pas la présence de fistules. Il y a une excroissance des chairs qui a déterminé un commencement d'onyxis.

4 août. — Après nettoyage de la région, on constate la présence sous l'ongle d'une petite tumeur qui refoule cet ongle. Elle semble tenir à l'os.

Après anesthésie, le Dr Loison pratique l'ablation de la tumeur et fait la résection de l'extrémité osseuse sur laquelle elle était implantée.

Diagnostic histologique. — *Léiomyome* avec crainte de récidive locale si tout n'a pas été enlevé.

Examen pratiqué par M. le professeur agrégé Paviot.

A l'examen microscopique, on voit, s'avançant jusqu'au contact d'une peau normale (sauf le déplissement des papilles et une légère augmentation de la couche cornée), une tumeur dont la constitution histologique est incontestablement celle d'un *léiomyome.*

On ne voit qu'intrications ou tourbillons de gros faisceaux de cellules musculaires lisses. Celles-ci sont très adultes, munies d'un fort fuseau musculaire, aussi volumineux qu'on le voit parfois dans certains myomes utérins. Les centres de tourbillonnement sont nombreux, mais partout la constitution de la tumeur paraît très adulte. Un tissu conjonctif la parcourt de ses faisceaux volumineux.

En somme, il n'y aurait à craindre qu'une récidive locale si tout n'a pas été enlevé.

OBSERVATION XIX (inédite).

(Recueillie d'après les renseignements donnés par M. le professeur agrégé Jaboulay.)

L. F..., âgée de trente-neuf ans.

La grosseur débuta il y a dix ans; elle vint sans cause apparente. Elle est unique et siège à l'éminence hypothénar gauche.

Aucune autre grosseur sur le reste du corps.

Pas de douleur; mais plutôt une fatigue générale. Il y avait quelquefois une démangeaison bien supportable. La malade compare la tumeur à une espèce de glande de la grosseur d'une châtaigne, qui diminuait de volume lorsqu'elle trempait la main dans l'eau.

9 octobre 1899. — M. le professeur agrégé Jaboulay pratique l'ablation de la tumeur et l'envoie au laboratoire d'anatomie pathologique, où l'on fait le diagnostic de *léiomyome* bénin.

10 novembre 1900. — La malade va très bien ; la tumeur n'a aucune tendance à récidiver; aucune autre tumeur n'est apparue.

Examen histologique fait par M. le professeur Paviot.

L'examen histologique révèle une tumeur musculaire lisse, mais du type très adulte, n'offrant que de gros trousseaux coupés en long et en travers de fibres-cellules toutes munies de leurs faisceaux musculaires rouge acajou, sans aucune infiltration de cellules embryonnaires. De gros trousseaux conjonctifs lobulent la production. La peau, à sa surface, est amincie dans son corps muqueux de Malpighi, très hypertrophiée dans son stratum corneum. Le pédicule de la tumeur offre un tissu conjonctif à grosses fibres, dissocié par une substance granuleuse d'œdème coagulé.

En somme, léiomyome benin.

OBSERVATION XX

(Par Marcano, *Société anatomique*, 1873.)

Il s'agit d'une femme de vingt-cinq ans, portant une tumeur de la partie inférieure de la fesse. Le toucher rectal montre qu'elle envoie un prolongement vers la partie supérieure et qu'il est impossible d'en préciser l'étendue.

Cette tumeur a le volume d'une orange, est dure, non adhérente à la peau. Elle a débuté il y a cinq ans. Elle est enlevée par Demarquay à la suite d'une dissection laborieuse de l'extrémité supérieure, qui s'enfonce entre le rectum et le vagin.

La tumeur était formée de fibres musculaires *lisses*. Le toucher indiquant l'implantation sur la cloison recto-vaginale, permettait de faire le diagnostic.

Clinique de M. le professeur Gailleton.

OBSERVATION XXI (inédite).

(Due à l'obligeance de M. le Dr Carle, chef de clinique.)

Marie J. âgée de cinquante ans, domestique à Lyon, entre le 15 mars 1900 dans le service de M. le professeur Gailleton à la clinique des maladies cutanées et syphilitiques.

Peu de choses à noter dans ses antécédents héréditaires ou familiaux. La mère est morte à soixante-treize ans, d'un néoplasme utérin. Son mari est mort à soixante-dix-huit ans. Elle a une fille de vingt-deux ans, bien portante.

Elle-même a toujours eu une excellente santé, sauf une péritonite *post-partum* dont elle s'est tirée sans complications ni suite. Pas de verrues dans sa jeunesse, ni depuis.

Son histoire pathologique débute en juin 1894, il y a six ans par conséquent. Elle s'aperçut à cette époque de la présence au niveau de la région temporale d'une petite tache rouge de la grosseur d'une lentille.

Elle siégeait plus près de l'œil que de la racine des cheveux et consistait essentiellement en une macule rouge vif. La malade insiste sur ce fait, qu'au début elle n'a jamais senti de relief à ce niveau, ni eu la sensation d'une induration sous-jacente, cela ressemblait nous dit-elle à une tache de sang. Il n'y avait ni douleurs spontanées ou provoquées, ni prurit ; un léger suintement semblable à de l'eau, à la surface.

Cette première période de la maladie, caractérisée par une macule rouge vif, indolente, non prurigineuse et suintante, dure jusqu'au début de 1895. On note seulement l'extension progressive de la lentille primitive qui a pris le diamètre d'une pièce de 50 centimes, toujours avec les mêmes caractères.

Pendant l'hiver 1894-1895 la malade va à Cannes où on cautérise la tache avec du nitrate d'argent. Les effets immédiats paraissent bons, la peau semble redevenir normale. Puis, peu après, tout autour de la lésion primitive relativement améliorée, se crée un cercle concentrique constitué par une lésion nouvelle absolument analogue à la précédente, laquelle reprend d'ailleurs assez vite les caractères du début. La lésion s'étendait sur l'espace d'une pièce de 1 franc. A ce moment le suintement devient de plus en plus marqué, l'épiderme prend un aspect lisse, une teinte rouge cicatricielle, semble se mortifier sans disparaître cependant. Les bords sont nets, mais sans bourrelet appréciable. Pas de relief, mais sensation d'induration au doigt. Pas de douleurs. La lésion persiste ainsi lentement à grandir jusqu'au diamètre d'une pièce de 2 francs, sans nouveaux caractères, jusqu'en mars 1897.

A cette époque apparaît au centre de la plaque une petite ulcération de la dimension d'une tête d'épingle ; celle-ci s'étend très lentement, sans creuser beaucoup, restant plutôt superficielle.

Traitée par l'acide phénique, elle présente dès ce moment des alternatives de croissance et de guérison, guérison locale relative d'ailleurs, car la malade spécifie bien que jamais l'épiderme ne reprenait sa couleur normale. A la suite des applications de caustiques ou d'antiseptiques survenait un épiderme cicatriciel, rose, suintant, au-dessous duquel persistaient des granulations rouges, dit-elle, qui détruisaient peu à peu la mince couche épidermique de nouvelle formation.

La lésion atteint alors le diamètre d'une pièce de 5 francs ; au centre elle est bourgeonnante, rouge, des croûtes se forment au dessous desquelles s'accumule du pus. A cette époque encore apparaît, à la limite, un bourrelet que la malade sent facilement et constitué par une surélévation de la peau saine.

L'année 1898 est marquée par l'apparition de deux nouveaux foyers, l'un sur le milieu de la région frontale, l'autre sur la joue près de la commissure droite. Tous deux suivent la même évolution que le précédent : macule rouge, plaque suintante et infiltrée, ulcération croûteuse et superficielle et bourrelet, avec une rapidité bien plus grande cependant, puisque dans le courant de l'année 1899 le foyer frontal avait déjà fait son évolution et se confondait avec le premier.

Cette année 1899 n'est marquée que par le progrès lent et incessant de l'ulcération, qui atteint le sourcil en avant, l'oreille en arrière, le cuir chevelu en haut, avec les caractères que nous allons maintenant lui décrire.

Pendant toute cette période, rien à signaler dans l'état général, toujours satisfaisant ; quelques céphalées passagères. Pas de douleurs locales, tout au plus quelques démangeaisons. Névralgies de temps à autre, peu intenses et de courte durée.

La malade entre à l'hôpital, salle Ste-Agnès, le 20 mars 1900. La lésion présente l'aspect suivant : elle a actuellement les limites suivantes : en haut la lésion du cuir chevelu, sur une longueur de plusieurs centimètres, est délimitée par un rebord net, comme coupé au couteau ; en avant, elle se prolonge jusque sur le milieu du front, s'amincissant peu à peu ; le foyer frontal est encore séparé par une sorte d'isthme du grand foyer temporal. Elle descend ensuite jusqu'à 2 centimètres au-dessous de l'arcade zygomatique en empiétant sur la partie externe du sourcil, puis la limite remonte en passant devant le tragus, presque au-dessus de l'oreille, où elle rejoint la limite du cuir chevelu ; en somme, une lésion très étendue occupant toute la moitié supérieure de la joue droite.

L'aspect en est variable suivant la région. Dans la plus grande partie le fond en est faiblement mamelonné, granuleux plutôt que bourgeonnant. Ces petits mamelons sont d'un rouge assez vif, presque chair musculaire, les intervalles entre eux sont plus ternes, plutôt jaunâtres. Ce fond est sillonné par deux ou trois travers d'épiderme cicatriciel, allant de l'un des bords à l'autre, mais assez aminci pour permettre de deviner sous l'épiderme le tissu ulcéré sous-jacent.

La lésion est en général très superficielle, les bourgeons sont au niveau de l'épiderme sain, sauf en deux points. Près de l'oreille et surtout sur la peau du sourcil se trouvent deux vraies ulcérations, profondes, à bords taillés à pic, à fond gangreneux et anfractueux. La seconde logerait facilement une petite noisette, et creuse d'une cavité profonde et indurée toute la queue du sourcil. La base est en général peu indurée, sauf au niveau de l'ulcération sourcilière : c'est une induration en nappe, immédiatement sous-jacente à la lésion, terminée avec son bourrelet marginal et donnant la sensation de superficialité. Le bourrelet de la périphérie est des plus nets sur tout le pourtour, sauf au niveau du cuir chevelu. Il a 2 à 3 millimètres de hauteur, il est assez saillant, facile à sentir avec le doigt, à cause de sa dureté nette et localisée. A son niveau l'épiderme aminci, fréquent à la périphérie, se confond avec l'épiderme sain qui se trouve immédiatement en dehors, d'où l'aspect cireux assez caractéristique qu'il revêt. Tout ce fond est uniformément suintant. La sécrétion en est gommeuse, jaunâtre, assez abondante. Avant que l'on eût nettoyé la place, elle s'était concrétée en croûtes planes peu épaisses, peu adhérentes, noirâtres.

Les bourgeons donnent au doigt la sensation de dureté, ils ne sont certainement ni fongueux, ni friables. Cependant ils saignent avec une grande facilité et assez abondamment au moindre contact, à plus forte raison si on les gratte. Les manœuvres sont bien supportées et la douleur n'apparaît qu'à un traumatisme plus sérieux.

Il n'y a pas de ganglions et il n'y en a jamais eu en aucun point. L'état général est excellent. Rien dans les urines. Pas d'amaigrissement, jamais de fièvre.

Pendant les premiers temps, l'incertitude où l'on était sur le diagnostic fit essayer le traitement spécifique. On soumit la malade aux injections mercurielles, pendant que, localement, on poudrait de calomel avec lavages antiseptiques. Le seul résultat fut de transformer la sécrétion, qui devint franchement purulente et plus copieuse. On pansa alors tous les trois jours à l'aristol et l'on obtint une cicatrisation relative.

Mais l'épiderme étant de mauvaise qualité venait partiellement avec le pansement, créant des brèches qui s'agrandissaient et formaient une large ulcération.

20 juin 1900. — M. Carle, interne du service, essaya un traitement mixte avec des greffes épidermiques et de la cautérisation. Après avoir pendant quelques jours préparé la région par les lavages antiseptiques faibles et les irritations superficielles sur les parties atones, toute la partie inférieure de la lésion présentait l'aspect de petits bourgeons charnus bien propres à cet essai. Les fragments d'épiderme pris sur la cuisse furent déposés à cet endroit. Dans la partie supérieure, au niveau des ulcérations auriculaires et surtout sourcilières, M. Carle curetta toutes les parties friables et sanguinolentes. Ce curettage fut suivi d'une vigoureuse cautérisation au fer rouge de toutes les parties ulcérées. Une portion fut prélevée près du bourrelet sourcilier pour être soumis à l'examen anatomo-pathologique.

Comme cet examen le faisait prévoir, les greffes eurent peu de succès. Elles firent pourtant de l'épiderme, mais de qualité aussi douteuse que celui qui se formait spontanément. Au contraire, après trois semaines de pansement à la gaze iodoformée ou à l'aristol, toutes les portions cautérisées réagirent vigoureusement. Des bourgeons charnus vrais firent leur apparition au niveau des ulcérations, et en peu de temps il n'en restait rien. La peau gagnait peu à peu de la périphérie au centre, couvrant les ulcérations comblées. En août la grosse cavité anfractueuse de la queue du sourcil, celle de la joue et de l'oreille avaient entièrement disparu, recouvertes d'une peau absolument saine, au point qu'il était impossible de savoir qu'il y avait eu là des ulcérations.

L'épidermisation gagna peu à peu par la suite, mais très lentement, et toute la moitié inférieure restait rouge friable, granuleuse et suintante.

Guidé par ces résultats, M. Carle fit une seconde opération le 20 septembre. Après avoir curetté toute la surface malade et fait disparaître toutes les granulations, il cautérisa fortement la région, insistant surtout sur les bords et au niveau des points ulcérés. Malgré une suppuration en nappe assez abondante les jours suivants et un arrêt de quelques jours, l'épidermisation reprit son œuvre toujours de la même manière, gagnant concentriquement de la périphérie au centre.

On pansa la malade à l'acide picrique ou au nitrate d'argent sur les points trop exubérants. Quelques pointes de feu localisées quand de petites ulcérations paraissaient vouloir se former.

Actuellement la plus grande partie de la lésion est recouverte d'épiderme solide. Au centre persiste une portion grosse comme une pièce de 2 francs avec un épiderme aminci et fragile, qui semble, par sa continuation directe avec l'épiderme ambiant, devoir en prendre peu à peu les caractères.

Examen histologique d'un fragment prélevé dans le point le plus bourgeonnant du bourrelet (au niveau de l'ulcération sourcilière).

Au microscope, les coupes semblent avoir intéressé le bourgeon suivant un sens perpendiculaire à son axe central, car on constate à sa périphérie une coque hémorragique qui fait un anneau complet. Cette coque hémorragique est relativement récente.

Il y a bien par places du caillot récent fibrineux et déjà hyalin, mais la plus grande partie de l'anneau hémorragique est fourni par des globules rouges emprisonnés par de la fibrine fibrillaire. En un point immédiatement sous-jacent à la coque hémorragique on trouve une petite lunule d'épithélium du type malpighien. En dehors d'elle, l'axe du bourgeon présente une constitution exclusivement cellulaire qui, suivant les points que l'on observe, présente des caractères histologiques différents. Pour une grande part, cette partie centrale offre des cellules fusiformes, souvent assez volumineuses, à noyau bien visible, à fuseau protoplasmique un peu rose. Ces cellules fusiformes sont dispersées en tourbillons de faible amplitude. Les traînées qui exécutent les tourbillons sont souvent en continuité de tissu avec des cellules fusiformes anssi, mais plus allongées, plus minces, qui prennent un protoplasma contenant, lui, une substance qui, au picro-carmin, prend une teinte rouge acajou. Enfin ces dernières cellules prennent une petite striation fine suivant leur grand axe. Le noyau de ces dernières cellules ne paraît plus vésiculeux et prend une forme en bâtonnet. Ces dernières cellules sont incontestablement des fibres musculaires *lisses* qui sont très aisées à distinguer des autres cellules fusiformes, et l'on passe des unes aux autres par des transitions insensibles. On peut se demander si, véritablement, il y a des formes cellulaires plus émbryonnaires. En effet, il y a dans cette partie centrale du bourgeon des zones de cellules rondes à protoplasma vésiculaire à peine visible, à noyau bourgeonnant et peu homogène. Mais ces zones de cellules rondes peuvent tout aussi bien être des cellules dues à une infection de surface. Toutefois, rien ne permet dans le cas particulier de la distinguer nettement, et l'on ne peut pas dire si vraiment elles répondent à des points dits « sarcomateux » de la tumeur, ou à des points d'inflammation banale superficielle. Toutefois, le diagnostic de léiomyome est indiscutable. Sa qualité de tumeur jouissant au moins d'une certaine malignité est surabondamment prouvée par les formes de cellules en fuseau sans substance musculaire.

OBSERVATION XXII (inédite).

(Due à l'obligeance de M. le professeur agrégé Gangolphe.)

Epithélioma de la paupière inférieure.

N... Marie-Louise, vingt-sept ans, couturière, entre le 22 juillet 1899 dans le service de M. Gangolphe.

Pas d'antécédents héréditaires, ni personnels.

Début, il y a dix mois, par une petite tumeur indolore de la grosseur d'une tête d'épingle de verre, siégeant au milieu de la conjonctive de la paupière inférieure. L'ablation a été faite aussitôt. Depuis, la tumeur a récidivé cinq fois, devenant toujours de plus en plus volumineuse, restant toujours indolore. La dernière ablation remonte à deux mois. La tumeur n'a jamais été aussi volumineuse ; elle repousse en avant toute la paupière inférieure et fait saillie par-dessus, recouvrant en partie le globe oculaire quand la malade ouvre les yeux. L'œil est sain ; la vision est conservée sans aucune altération. Un peu de strabisme interne du côté de l'œil malade.

Ganglions le long de la carotide.

Urine : pas d'albumine.

27 juillet. — On fait l'ablation de la tumeur en conservant la peau de la paupière.

27 septembre 1899. — La tumeur a récidivé pour la septième fois et l'on fait l'ablation totale de la paupière inférieure.

10 novembre 1900. — La malade va très bien ; son œil est complètement guéri ; elle ne souffre pas, la tumeur a complètement disparu et aucune autre grosseur n'est apparue.

Examen histologique pratiqué par M. le professeur agrégé Paviot.
Tumeur de la paupière inférieure.

Les coupes montrent une tumeur étalée en surface, très fragile, reposant sur un tissu conjonctif infiltré d'hémorragies plus ou moins étendues; sa surface, au contraire, est à nu et paraît en désintégration.

Histologiquement et à un faible grossissement, la tumeur ne paraît constituée que par de petites cellules rondes et dépourvues de stroma. A un fort grossissement, la plus grande partie de cette nappe est bien en effet constituée par de petites cellules se touchant toutes, ne paraissant pas avoir de limites cellulaires nettes ; le noyau est vésiculaire, mais bourgeonnant, plongeant dans un protoplasma peu abondant, granuleux et légèrement jaunâtre. Mais en différents points, et surtout vers la profondeur, par îlots, les cellules deviennent fusiformes, certaines prennent un corps protoplasmique fusiforme très allongé, et quelques-unes enfin offrent l'aspect assez caractéristique de fibres, cellules, avec fuseau musculaire rouge acajou. Ces points sont malheureusement trop peu nombreux pour qu'on puisse affirmer à coup sûr que l'on a affaire à un *léiomyome malin*. Cependant, en éliminant le lymphosarcome par l'absence de réticulum adénoïde, la tumeur sudoripare par l'absence de formation tubulaire, la tumeur sébacée par l'aspect des cellules, c'est bien la *tumeur musculaire lisse maligne* au moins localement qui paraît le plus probable.

OBSERVATION XXIII (inédite).

(Due à l'obligeance de M. le Dr Albertin, chirurgien des Hôpitaux de Lyon.)

S. L. âgé de trente et un ans, entre à la salle Carnot pour une tumeur de la région sus-hyoïdienne latérale gauche. Comme antécédent, rien de particulier à noter.

Bonne santé habituelle ; pas d'apparence strumeuse.

La tumeur a commencé il y a deux ans par une glande sous-cutanée indolore. Elle a aujourd'hui le volume d'une noix et paraît assez mobile sur les plans profonds. Les caractères de consistance, de forme, font penser à un gros ganglion cervical chroniquement enflammé.

Il y a même en un point un peu d'adhérence de la peau. On décide de pratiquer l'ablation de la tumeur.

Le malade est opéré au mois de janvier 1898. Après incision de la peau, on essaye d'énucléer la tumeur, mais on éprouve la plus grande difficulté à cause des adhérences cellulo-fibreuses périphériques. Le centre de la tumeur est un peu ramolli et on retire une substance rougeâtre, mise de côté pour être examinée au point de vue histologique. On complète l'intervention par l'ablation à la curette du contenu de la loge, on cautérise au chlorure de zinc et on draine. Au bout de quinze jours la plaie est presque cicatrisée, il reste une petite fistule et le malade quitte l'hôpital. On lui recommande de revenir si la plaie ne se ferme pas. La suppuration a continué jusqu'au mois de mars, où elle a presque cessé; mais elle revient bientôt plus abondante qu'auparavant.

Trois mois après, le malade revient, présentant une récidive *in situ* de la tumeur. On constate une large excavation au niveau du siège primitif de la tumeur. Le fond de cette cavité a l'aspect bourgeonnant, la peau est envahie par l'ulcération. Le volume de la tumeur s'est acru; celle-ci occupe la région sus-hyoïdienne latérale et empiète sur la région cervicale. Le 9 août 1898, on enlève avec les doigts et sans hémorragie cette tumeur du volume du poing.

On fait un curettage en surface et on panse à plat.

On envoie au laboratoire d'anatomie pathologique un morceau de peau de la région sus-hyoïdienne avoisinant et recouvrant la tumeur.

Les surfaces n'ont aucune tendance à la cicatrisation et donnent lieu à un suintement très abondant.

L'état général du malade s'est modifié. Il devient cachectique. Après être resté quinze jours à l'hôpital, il en sort pour rentrer chez lui. Nous ignorons ce qu'il est advenu, mais il est probable que ce malade est mort de cachexie progressive.

Le pronostic porté par M. Albertin s'est vérifié. Nous avons appris en effet que le malade est mort le 25 mai 1899, neuf mois après la seconde opération.

On fit le diagnostic de tumeur maligne ganglionnaire récidivée dans la coque ganglionnaire qui n'avait pas été enlevée.

L'examen histologique démontra que l'on avait affaire à un *liéomyome* cutané malin.

En résumé, myome cervical latéral ayant évolué avec les caractères d'une tumeur maligne, c'est-à-dire ayant récidivé sur place et produit de la cachexie générale.

Examen histologique fait par M. le professeur agrégé Paviot.

La plus grande partie du tissu néoplasique, que nous avons observé dans nos coupes, est représenté par une nappe de petites cellules rondes, étendues à la face profonde du derme avec quelques îlots cependant, serrés çà et là dans l'épaisseur de celui-ci, et surtout dans la loge connective lâche des glomérules sudoripares.

Sur nos coupes on peut voir trois couches de cellules néoplasiques superposées de la profondeur vers la surface. Plus profondément on a affaire à des cellules rondes à noyau pâle, vésiculeux, toujours muni d'un à deux nucléoles; leur protoplasma est nettement visible et jaunâtre. Plus superficiellement, c'est une couche de cellules très embryonnaires, presque réduites à leur noyau vigoureusement coloré. Enfin, à la face profonde du derme, semblant dériver directement des deux couches profondes, est une nappe presque continue de fibres musculaires *lisses*, bien reconnaissables à leur fuseau musculaire rouge *acajou*, un peu pâle mais net.

Nulle part, même dans les zones à cellules rondes, il n'y a de réticulum adénoïde apparent.

Il ne s'agit donc sûrement pas d'un lymphosarcome; d'ailleurs, dans la portion où la tumeur n'est formée que de cellules rondes, celles-ci sont trop inégales, à protoplasma trop visible pour être des globules blancs.

Ce protoplasma jaunâtre, bien visible, pourrait à la rigueur se voir dans les cellules d'un néoplasme des glandes sébacées; toutefois, nous aurions rencontré des cellules plus adultes, offrant de véritables granulations graisseuses. Il n'en a rien été.

Il ne s'agit pas non plus d'un néoplasme sudoripare ; car le protoplasma de ces cellules rondes n'est pas assez clair pour un épithélium sudoripare.

En définitive, le diagnostic le plus probable histologiquement est celui de tumeur musculaire lisse ; mais tumeur maligne, car en grande partie la tumeur est embryonnaire ; ses cellules n'arrivent à former qu'une faible couche musculaire adulte à la périphérie. Le point de départ est probablement les *arrectores pilorum*.

Léiomyome cutané malin.

OBSERVATION XXIV (inédite).

Nous devons cette observation aux indications que nous a données M. le professeur agrégé A. Pollosson, et surtout aux renseignements recueillis près de M M..., parent du malade, et qui a bien voulu nous autoriser à les publier.

M. J.., aurait été soigné en 1883 pour diabète ; à cette époque, on a trouvé du sucre dans ses urines.

Le malade, très intelligent, avait une profession demandant beaucoup d'activité. Il se surmena en effet beaucoup, étant en quelques jours successivement à Paris, Bruxelles, Vichy, et en Normandie ; il passait cinq à six nuits sans dormir.

Sur la peau, on trouve une petite tumeur congénitale siégeant à l'épaule droite ; son fils, bien portant, porte une tumeur semblable à la même région ; un petit-fils, âgé de quelques mois, également bien portant.

Une fille morte en bas âge. A la suite d'une chute, il se serait formé, dans la région lombaire ou sacrée, une excavation pouvant renfermer un œuf. Elle fut opérée par M. le professeur Ollier, il y a une vingtaine d'années.

En décembre 1893, le malade, âgé de cinquante-huit ans, vit survenir à l'extrémité du nez, une petite grosseur du volume d'une tête d'épingle. Elle n'était pas douloureuse, mais provoquait de violentes démangeaisons. A cause de ses relations, le malade la dissimulait sous un petit pansement.

Il en accepta facilement l'ablation, qui fut faite dans un département voisin du Rhône.

Le médecin fit une incision, un curettage, et aurait fait un pansement avec une poudre caustique blanche.

La plaie guérit en très peu de temps, mais au bout de deux mois il se produisit une récidive. Le malade se fit opérer une *première* fois par M. A. Pollosson, puis une *deuxième*, puis une *troisième*.

Dans ses nombreux voyages, le malade consulta beaucoup de médecins. Les uns essayèrent le traitement spécifique, il faut dire que le malade lui-même avait essayé presque tous les médicaments à l'intérieur ; mais les médecins, devant l'allure envahissante de cette affection, auraient préféré pour le malade que ce fût une affection de jeunesse.

Dans un voyage à Paris, le malade alla consulter le Dr Darier. Celui-ci préleva à la curette un petit morceau de la tumeur pour en faire l'examen histologique. Il conclut à un *myome*. Ce diagnostic fut confirmé par un second examen pratiqué à Lyon par M. le professeur Bard.

Finalement, la tumeur marchait toujours, il fallut *enlever le nez*. L'ablation fut faite par MM. M. et A. Pollosson, et la pièce pathologique envoyée séance tenante à M. Darier, qui en avait fait la demande en cas d'opération radicale.

Puis le malade porta une pièce artificielle faite par le Dr Martin.

Cependant, il continua à souffrir horriblement, surtout les derniers mois. On essaya de calmer ses douleurs par la morphine, qu'on lui donnait sous le nom de valérianate de quinine ; il mourut en décembre 1897, quatre ans après le début de son mal.

CONCLUSIONS

I. Il existe dans la peau des tumeurs formées de fibres musculaires lisses, auxquelles on a donné le nom de léiomyomes.

II. Ces tumeurs revêtent, au point de vue clinique et d'une façon générale, trois aspects différents.

Myomes multiples ou éruptifs ou dermatomyomes de Besnier ; tumeurs généralement petites, nombreuses, disséminées ou réunies en groupe et présentant une évolution bénigne.

Myomes uniques ou solitaires, justiciables de l'intervention chirurgicale, présentant à l'examen l'allure d'un fibrome ou d'un sarcome pouvant récidiver, mais ne présentant pas une issue fatale.

Myomes généralement ulcérés, qui ont tout l'aspect d'un cancer, et que nous appellerons, pour cette raison, cancer musculaire lisse de la peau; leur pronostic est plus réservé.

III. Les myomes uniques et les myomes ulcérés sont justiciables du traitement chirurgical.

BIBLIOGRAPHIE

Annales de dermatologie et de syphilis.
Archiv für Dermatologie und Syphilis.
VIRCHOW'S, Archiv für pathologische Anatomie.
LANCEREAUX, Traité d'anatomie pathologique.
TESTUT, Anatomie.
SAPPEY, Compte rendu des séances de la Société de biologie pendant le mois de janvier 1863.
SAPPEY, Anatomie.
PHÉLISSE, thèse, Paris, 1887.
BOUDET, thèse, Paris, 1883.
FEINDEL, thèse, Paris. Journal of cutaneous diseases. Riforma medica.

Les observations que nous citons, non numérotées, sont celles de la thèse de Phélisse.

TABLE

Lyon. — Imp. A. REY, 4, rue Gentil. — 25127

www.ingramcontent.com/pod-product-compliance
Ingram Content Group UK Ltd.
Pitfield, Milton Keynes, MK11 3LW, UK
UKHW021113260726
13994UKWH00002B/871

9 782329 120720